EU ERA UMA ÓTIMA MÃE

até ter filhos

Trisha Ashworth e Amy Nobile

EU ERA UMA ÓTIMA MÃE

até ter filhos

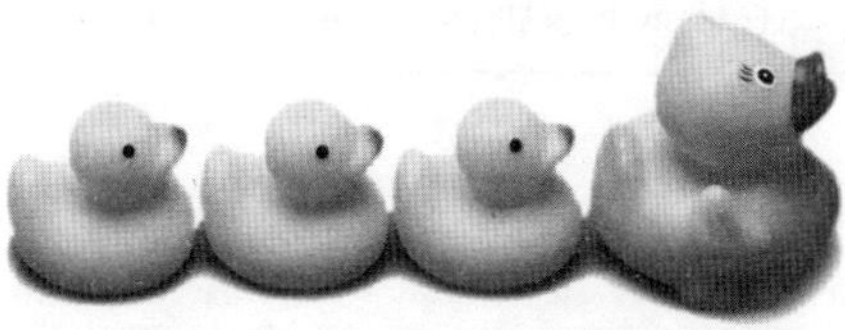

Como lidar com os desafios da maternidade com amor e bom humor

SEXTANTE

Título original: *I Was a Really Good Mom Before I Had Kids*

tradução: Cíntia Braga

preparo de originais: Valéria Inez Prest

revisão: Ana Grillo e José Tedin

projeto gráfico e diagramação: Marcia Raed

capa: Miriam Lerner

pré-impressão: ô de casa

impressão e acabamento: Bartira Gráfica e Editora S/A

CIP-BRASIL. CATALOGAÇÃO-NA-FONTE
SINDICATO NACIONAL DOS EDITORES DE LIVROS, RJ

A856e

Ashworth, Trisha
Eu era uma ótima mãe até ter filhos / Trisha Ashworth e Amy Nobile [tradução de Cíntia Braga]. – Rio de Janeiro: Sextante, 2008.

Tradução de: I was a really good mom before I had kids
ISBN 978-85-7542-396-7

1. Maternidade – Aspectos psicológicos. 2. Mães – Estados Unidos – Psicologia. 3. Mães – Estados Unidos – Entrevistas. I. Nobile, Amy. II. Título.

CDD: 306.8743
08-1569 CDU: 316.812.1-055.26

GMT Editores Ltda.

Rua Voluntários da Pátria, 45 – Gr. 1.404 – Botafogo

22270-000 – Rio de Janeiro – RJ

Tel.: (21) 2286-9944 – Fax: (21) 2286-9244

E-mail: atendimento@esextante.com.br

www.sextante.com.br

Sumário

CAPÍTULO 1

O problema do bolinho falso

(Por que precisamos escrever este livro)

TESTE NÚMERO 1

Isso tem a ver com você?

Marque as frases que se aplicam ao seu caso.

☐ Deseja secretamente ter um apartamento só seu.

☐ Sente que sua cabeça vai explodir se você tiver que encarar mais uma rodada do Jogo do Mico-preto.

☐ Mente para os amigos sobre quanto tempo deixa seus filhos com a babá.

☐ Acha que, da próxima vez que seu marido for àquela loja de utilidades domésticas para "ajudar" você, talvez seja melhor que ele fique por lá.

☐ Sente-se culpada por gostar tanto de sair para trabalhar.

☐ Pergunta-se se aquela merendeira é mesmo a melhor para o seu filho.

☐ Teme a pergunta: "O que você faz o dia inteiro?"

☐ Considera a ida ao dentista um "tempo especial para si mesma".

☐ Planeja assumir o controle da sua vida... na semana que vem.

☐ Acha que ler antes de dormir é um luxo.

☐ Descobre que perambular pelos corredores do shopping – sozinha – é melhor do que qualquer terapia.

SE VOCÊ ESTIVER SENTADA LENDO ESTE LIVRO, é provável que não esteja tendo um dos seus piores dias. Ou talvez esteja, não importa. Qualquer que seja a situação – tanto faz se neste momento você está sentindo que não conseguiria amar seus filhos mais do que ama ou se está com vontade de pegar o carro e desaparecer –, nós já passamos por isso. No total, temos cinco filhos, dois maridos, dois cães, três quartos de carreira profissional, uma habilidade cada vez maior em negociar com crianças e muito estresse. Este livro começou numa noite daquelas que se seguiu a um dia daqueles: pegadas de cocô de cachorro por toda a casa e crianças enlouquecidas pelos corredores da loja de departamentos. Ansiosas, esperamos o relógio marcar quatro horas da tarde, quando enchemos nossos copos de vinho e pegamos o telefone para bater um papo.

Enquanto conversávamos, nossos filhos faziam tatuagens uns nos outros com Pilot e brincavam com as tigelas de comida dos cachorros. Tudo bem, que fizessem o que tinham vontade, não estávamos nos importando. Falamos sobre nosso dia e, em 10 minutos, rimos, choramos, reclamamos dos maridos, nos perguntamos onde andava nossa libido, brigamos com as crianças, desejamos nos apaixonar novamente e questionamos por que às vezes nos sentíamos péssimas mães. Você seria uma mãe de quinta categoria se gritasse com uma criança de quatro anos por ela se levantar 12 vezes durante a noite? Seria uma boa mãe se ficasse acordada até altas horas fazendo 30 bolinhos para a apresentação de balé da sua filha no dia seguinte? Será que seria um crime assim tão terrível fingir que os bolinhos comprados na padaria foram feitos em casa?

Ao mesmo tempo, tentávamos transformar os três ingredientes em nossas respectivas geladeiras em algo parecido com o jantar. Nossos maridos, que finalmente chegaram, nos olharam de cara feia por estarmos mais uma vez de papo no telefone. É verdade que tagarelar enquanto as crianças destruíam a casa pode não ter parecido sensato do ponto de vista deles, mas também não teria sido uma boa idéia desligarmos imediatamente e reassumirmos o papel de mãe. Essas conversas telefônicas foram nossa salvação.

"Ah, é mesmo? Está difícil para você?"

Por que precisávamos dessas conversas diárias? Porque queríamos desabafar. Desesperadamente. Nossos maridos nunca compreenderiam o problema do bolinho falso. Nem nossas mães, muito menos nossos filhos.

Esses bate-papos começaram cinco dias depois que Amy teve seu primeiro bebê. Não foi fácil para ela: exaustão total, inflamação da mama. E o que uma das melhores amigas dela fez? Veio com aquele truquezinho sujo da mãe para quem tudo sempre flui às mil maravilhas.

"Ah, é mesmo? Está sendo tão difícil assim para você, Amy? Eu sempre me senti ótima. Isso nunca aconteceu comigo."

Então começamos a conversar. Nossas vidas não eram idênticas. Antes do nascimento dos nossos filhos, havíamos tido carreiras bem-sucedidas, mas agora uma de nós era mãe em tempo integral, enquanto a outra trabalhava meio expediente. Ainda assim, sentíamos exatamente as mesmas inquietações: questionávamos nossas escolhas, nos engalfinhávamos com a culpa e nos perguntávamos se outras mães que conhecíamos também estavam lutando para manter as coisas nos trilhos.

Depois que começamos a expor nossos sentimentos, ficamos viciadas em fazer isso.

A verdade é que resolvíamos tanta coisa falando uma com a outra e nos sentíamos tão melhor depois desses papos que começamos a pensar que deveríamos escrever sobre alguns temas dessas conversas. Como uma de nós era formada em relações públicas e a outra havia trabalhado como publicitária, acabamos fazendo um *brainstorm* sobre todas as questões enfrentadas pelas mães modernas. Nossa meta: tentar entender os fenômenos do tipo bolinho falso desmembrando-o em seus ingredientes: duas xícaras de culpa, uma colher de sopa de competição, duas colheres de sopa de crítica, meia xícara de chá de tentativa de viver o momento, etc.

O que descobrimos:

- Como mães, nos cobramos demais.
- Temos uma imagem irreal do que é ser uma "boa mãe".
- Costumamos nos comparar secretamente com outras mães, que parecem estar fazendo tudo certo.
- Pensamos que precisamos ser perfeitas o tempo todo.
- É comum nos sentirmos solitárias.
- Nossa vida nos parece desequilibrada.

Também fizemos alguns questionamentos mais profundos:

- O que aconteceu com as pessoas que éramos antes de nos tornarmos mães?
- Por que nosso casamento mudou depois que tivemos filhos?
- Por que, não importa a opção que façamos, sempre temos a sensação de que fizemos a escolha errada?
- Por que nos sentimos culpadas o tempo todo?
- Como é possível que ninguém tenha nos contado como a maternidade é difícil?

Depois, começamos a nos perguntar se nós, em particular, éramos simplesmente mais inseguras e piradas do que a maioria das mães e decidimos sair em busca de respostas. E foi assim que passamos a entrevistar todas as mães com quem tínhamos algum contato.

Você é a mãe do João, não é? Está perdendo a cabeça?

É um pouco incômodo ser uma mulher com uma missão, especialmente quando se trata de fazer perguntas consideradas tabus a pessoas que mal conhecemos. De qualquer forma, decidimos saber de todas as mães que encontrávamos como elas estavam se sentindo. No supermercado, na frente do portão da escola, em coquetéis, empurrando balanços nos parques e até mesmo na aula de ioga.

(Durante a pose invertida do cachorro)

Trisha: – *Psiu, Liz. Como estão indo as coisas? Você está pirando?*

Liz: – Estou. Vou dar um tiro na cabeça. Falo com você depois da aula.

Compreendemos que estávamos no caminho certo.

Nos seis meses seguintes, conversamos com mais de 100 mulheres, acumulando seis mil minutos de entrevistas, às vezes chorosas, às vezes engraçadas, mas todas intensas. Entramos em contato com mães do país inteiro, tanto em pequenas cidades, como Port Angeles, Washington, quanto em grandes centros, como Boston. Ouvimos mães que se dedicavam apenas ao lar, mães que trabalhavam fora em tempo integral e mães que cumpriam meio expediente. Falamos com mães que estavam no começo dos 20 anos e no final dos 30. Conversamos com mães casadas e mães solteiras, com mães que tinham um, dois, três, quatro e até cinco filhos. Noventa por cento das entrevistas foram feitas individualmente num encontro pessoal ou por telefone. Muitas mulheres começavam pintando um quadro cor-de-rosa e, depois, se permitiam revelar com sinceridade seus sentimentos em relação à experiência da maternidade. Várias contaram a verdade pela primeira vez em anos e, com isso, encontraram alívio instantâneo.

Tudo bem, não era nada *instantâneo.* Levava alguns minutos até se sentirem aliviadas. Exatamente 22 minutos.

Nós: – *Fale um pouco sobre você.*

Mãe: – Bem, tenho 36 anos, dois filhos e era a gerente de uma empresa farmacêutica. Pouco antes de ter meu primeiro filho, obtive uma ótima promoção que vinha esperando havia bastante tempo.

Após ter meus filhos, perdi o controle do meu dia. Sei que devo parecer egoísta, mas essa é a verdade. Estava sempre me sentindo derrotada... limpando a casa, fazendo a comida, comprando presentes de aniversário, servindo o jantar, dando banho nas crianças... E meu marido espera que eu seja feliz. Então, simplesmente fico com meus filhos, não me queixo, me esforço e me sinto uma mulher de sorte.

– **LORI,** dois filhos, Los Angeles, Califórnia

Nós: – *Como você está lidando com a maternidade neste momento?*

Mãe: – É maravilhosa. Estou amando! Minha vida é bastante equilibrada. Meu marido é meu melhor amigo. Eu me sinto muito abençoada e extremamente feliz por ter filhos saudáveis e por podermos dar a eles uma base sólida e um ambiente positivo.

Após 22 minutos de conversa:

Nós: – *Parece que sua vida é estável. Várias mulheres com quem falamos dão a impressão de ter muita dificuldade em alcançar esse equilíbrio. O que você faz para conseguir isso?*

Mãe: – Bem, equilíbrio não seria a palavra mais adequada. *(Longa pausa.)* Para falar a verdade, não tomo banho há três dias. E não faço amor com meu marido há três semanas. E, bem... a pilha de roupa suja já está batendo no teto. A casa está um caos. O comportamento da minha filha de cinco anos também precisa de uma mudança drástica. Adoraria ter tempo para cortar meu cabelo. E, odeio admitir isso, mas a primeira palavra que meu filho falou foi "Shrek".

Nós: – *Está bem, as coisas não são perfeitas. Mas, em geral, você é feliz?*

Mãe: – Feliz? Hum, sim. É, sim, sou feliz. Bem, não diria totalmente feliz. Deus, tenho um MBA. Por que não consigo me sair bem com a maternidade? (*Longa pausa.*) Às vezes sinto que sou uma péssima mãe. Na verdade, eu esperava que tudo fosse diferente.

Uma mãe, que ouvimos por telefone entre a saída do trabalho e o momento de buscar o filho de quatro anos na escola, resumiu a questão perfeitamente: "Eu era uma ótima mãe até ter filhos."

Pensei que me apaixonaria pelo meu bebê e que ele completaria minha vida. Não foi o que aconteceu. As mulheres sofrem muita pressão para que sintam que ter um filho é o objetivo maior da vida.

– **CHRISTY,** um filho, Richmond, Virgínia

Após termos falado com mães de todo o país, descobrimos que todas nós precisamos tomar uma atitude. Se amássemos a maternidade tanto quanto amamos nossos filhos, o primeiro passo seria começarmos a ser completamente francas: conosco, com nossa família e umas com as outras.

A sinceridade é difícil. Sabemos disso. De vez em quando ainda colocamos no rosto uma "expressão feliz" até mesmo para nossos amigos íntimos. Além disso, tendemos a ressaltar o lado positivo das coisas e minimizar o que é negativo. No entanto, uma pessoa não pode resolver um problema se não admitir que ele existe. Então, vamos lá. A verdade é: amamos ser mães, amamos nossos filhos (sobretudo quando estão dormindo), mas...

- Estamos *sobrecarregadas*.
- Sentimos *culpa* por tudo o que não fizemos ou pelo que poderíamos ter feito melhor.
- Achamos que somos *pressionadas* além da conta.
- Costumamos *nos julgar* incapazes de concluir as coisas que começamos.
- *Comparamo-nos* com outras mães que, acreditamos, têm tudo sob controle.
- Nossa sensação é a de que estamos *descontroladas*.
- Temos mais dias de *péssimas mães* do que gostaríamos de reconhecer.
- Lutamos para alcançar o *equilíbrio* (se é que isso existe).
- Perdemos nossa *identidade* de vista.
- Acabamos nos sentindo *sozinhas* porque ninguém fala sinceramente sobre como se sente.

No início, ficamos perplexas ao descobrir quanto a maternidade era difícil para todas nós. *Por quê?* Afinal, as mulheres sempre fizeram isso. Literalmente. E hoje temos vantagens, como fraldas descartáveis, programas infantis na TV, copinhos com tampa, anticoncepcionais e direitos iguais.

Tivemos então nossa primeira revelação: *o problema é dispormos de tantas opções.*

Muitas vezes, quando preciso chorar, choro sozinha. Sinto como se não tivesse o direito de dizer "Espera aí, não era para ser assim", "Será que é só isso mesmo?", "Não me treinaram direito para esse trabalho!"

– **PATRÍCIA**, DOIS FILHOS, SAN DIEGO, CALIFÓRNIA

Sim, somos muito gratas às mulheres que lutaram e trabalharam duro para nos dar todas essas facilidades. O movimento feminista abriu portas, nos capacitando e inspirando a lutar pelo que queremos. No entanto, esse movimento, pelo menos em relação a nós, ainda é um processo em andamento. É bem mais fácil falar sobre as conquistas que ele proporcionou do que adotá-las na prática. A "receita" de como tomar o poder e as rédeas da nossa vida, de como ter filhos e, ao mesmo tempo, ser feliz é algo que a maioria de nós ainda precisa descobrir.

Grande parte desse problema é o peso enorme que colocamos sobre nossos ombros. Nossos pais nos disseram que poderíamos e deveríamos "fazer tudo". Acreditamos neles.

Isso nos levou à segunda revelação. Quase todas as mulheres com quem falamos tinham o mesmo problema básico: *expectativas insanas.* O que queremos dizer com *insanas?* Em nossa geração, a definição do que é ser uma boa mãe ou do que é necessário para ser uma boa mãe é quase inatingível. Enquanto as expectativas (da sociedade, dos maridos, dos amigos e as nossas) forem insanas, nos sentiremos malsucedidas. Uma mãe, Mônica, aborda essa questão com bastante propriedade: "Eu me sinto sobrecarregada. Nunca estou suficientemente bem e me pergunto: 'Por que não consigo fazer isso?' Olho em volta e acho que todos são ótimos, menos eu. Percebo que não me basta ter filhos. Preciso que eles sejam brilhantes, talentosos, perfeitos. Só então terei começado a ser uma boa mãe. Se meu filho não for o melhor na aula de matemática ou no treino de futebol, terei falhado. Penso: 'Será que devo contratar um treinador particular de futebol?'"

Pensei que um bebê fosse como um animal de estimação – ele vai ser uma gracinha e seremos uma família feliz.

– **KIM,** três filhos, Madison, Nova Jersey

Quando perguntamos às mães especificamente sobre suas vidas, elas nos disseram que se vêem numa situação sem saída. Uma delas afirmou o seguinte: "Estou sempre questionando minhas decisões. É difícil. Tenho uma excelente formação profissional e meu emprego era ótimo. Quando estou em casa com meu filho, penso 'Será que isso é tudo?'; se decido trabalhar, a culpa me consome. Então acabo me sentindo numa cilada, como se fosse impossível me sair bem."

Eu me sentia confusa diante daquela pessoinha de 3kg

Parte da razão pela qual é tão difícil falar sinceramente sobre a maternidade é que, quando fazemos isso, nos sentimos como se estivéssemos falhando, o que é uma enorme vergonha para nós. Tivemos todas as opções do mundo. Portanto, se não estamos satisfeitas com o caminho que escolhemos, é tudo nossa culpa, não é mesmo?

Muitas mulheres nos disseram que pensavam que deveriam ter um talento inato para a maternidade e que se sentiam surpresas e frustradas por acharem tão difícil ser mãe. Uma delas fez a seguinte observação: "Há um mito de que somos tão evoluídas que podemos lidar com qualquer coisa, mas ter um bebê desestabiliza tudo. Eu me sentia confusa diante daquela pessoinha de 3kg que eu não conseguia compreender! Muitas vezes não sinto vontade de ficar perto dos meus filhos. Não tenho paciência suficiente. Que tipo de pessoa sou eu se a maternidade não me satisfaz completamente?"

Outra coisa que nos derruba é a impressionante abrangência das funções que a maternidade nos faz cumprir. Ninguém, é claro, nos conta isso antes da chegada do bebê, no entanto espera-se que, como mães, sejamos também motoristas, cozinheiras, médicas, decoradoras, conselheiras de viagem, arrumadeiras, faxineiras, gerentes e treinadoras esportivas. Como se não bastasse, várias vezes por dia recebemos "avaliações" explosivas e mal-educadas sobre nosso desempenho apresentadas por pequenos supervisores que nos consideram "más" apenas por interrompermos as brincadeiras às oito horas da noite. Nossas condições de trabalho estão abaixo dos padrões aceitáveis. Não temos direito a faltar por doença. Além disso, quando nos vemos massacradas por dúvidas e insegurança, ninguém quer saber se estamos a ponto de surtar. Perguntas do tipo "Como foi seu dia?" ou "Como você está?" não foram feitas para respondermos com sinceridade, mas com palavras positivas do tipo *bom, ótimo* ou *legal.* Afinal, o que o papai e as crianças fariam se a mamãe dissesse "Meu dia foi terrível"? Ou o que aconteceria se ela respondesse "Estou farta de tudo. Peço demissão!"?

A sinceridade começa aqui

Sim, você pode ir em frente e continuar dizendo a todas as mulheres que conhece que sua vida é pra lá de maravilhosa. No entanto, para nós está na hora de cair na real. Não tínhamos consciência de que o fato de sermos mães faria com que nos sentíssemos tão malsucedidas. Não imaginávamos que a maternidade envolveria tantos sacrifícios. Não sabíamos que perderíamos o controle das coisas nem que seria impossível transferir para o lar as habilidades que dominávamos no trabalho ou, mais grave ainda, que faríamos isso da pior forma possível. Uma mãe nos contou: "Eu, que tinha sido diretora de arte e criação de uma grande agência de publicidade, me vi perambulando por seis supermercados diferentes às nove horas da noite, procurando três sabores específicos de suco que combinassem com a cor que usaria na decoração da festa de aniversário da minha filha."

Já passamos por isso, já fizemos a mesma coisa. Com base em nossa experiência, podemos dizer: essa mulher nunca pensou que se transformaria nesse tipo de mãe.

Está na hora de abrirmos os olhos e começarmos a melhorar nossa vida como mães. O primeiro passo nessa direção tem a ver com sinceridade. Devemos ser francas com nós mesmas e com os outros. Mais de uma centena de mães que compartilharam seus pensamentos mais íntimos conosco nos contaram segredinhos inconfessáveis e nos deram conselhos que você encontrará ao longo do livro. Detectamos seis questões cruciais sobre as quais falaremos, e todas elas têm a mesma causa: expectativas exageradas. No fim de cada capítulo, você encontrará dicas práticas que a ajudarão a reescrever suas próprias regras para viver a maternidade moderna.

Primeiro, porém, precisamos ratificar alguns pontos.

- **Sim, todas nós amamos nossos filhos.**

- Sim, todas nós adoramos nossos maridos.
- Sim, somos muito felizes por podermos ter tantas opções.

Mas...

- Estamos nos sentindo no limite das nossas forças neste momento.
- Estamos numa situação sem saída. Precisamos encarar a maternidade de um modo diferente.
- Às vezes nos ressentimos do fato de sermos mães.
- Queremos nos sentir melhor em relação à nossa vida.

Nossa esperança é sermos capazes de criar ótimos filhos *e* nos sentirmos felizes enquanto fazemos isso, o que exige falar sobre o lado bom e o lado ruim da maternidade. Se formos sinceras, talvez nos livremos da idéia de que podemos e devemos fazer tudo. E, se conseguirmos deixar essa fixação de lado, talvez sejamos capazes de controlar nossas expectativas insanas. E, dominando essas expectativas, pode ser que paremos de nos condenar e também de fazer isso com outras mães. Assim, quem sabe, aprenderemos a dizer *não* quando precisamos, a abraçar nosso cotidiano, a cuidar de nós mesmas e dos nossos maridos e, talvez, a relaxar e encontrar paz. O ideal é sermos francas conosco para fazermos escolhas conscientes com base em nossos próprios sistemas de valores (e não nas expectativas que os outros têm a nosso respeito) e vivermos de um modo que proporcione o melhor para nós e para nossa família. Somente então começaremos a amar a maternidade tanto quanto amamos nossos filhos.

CAPÍTULO 2

Amo ser mãe, apenas odeio a maternidade

(Ajuste suas expectativas à realidade)

TESTE NÚMERO 2

Do que você precisa para se sentir uma boa mãe?

Marque as frases que se aplicam ao seu caso.

- ☐ Ler pacientemente quatro histórias para cada filho na hora de dormir.
- ☐ Preparar bolos em casa para o aniversário de cada filho.
- ☐ Guardar com o maior cuidado todos os brinquedos das crianças no fim do dia.
- ☐ Só levantar a voz se alguém estiver pondo fogo na casa.
- ☐ Parecer e se sentir feliz e dar aos outros a impressão de que isso não exige nenhum esforço da sua parte.
- ☐ Fazer com que seus filhos sejam comportados.
- ☐ Ignorar suas próprias necessidades quando as crianças precisarem de você.
- ☐ Preparar refeições saudáveis e fazer com que elas sejam consumidas três vezes por dia.
- ☐ Ensinar seus filhos a nadar, ler e amarrar os sapatos antes de serem admitidos no jardim-de-infância.
- ☐ Fazer tudo isso com perfeição.

"FELICIDADE": UMA PALAVRA TÃO GRANDE QUE CHEGA ATÉ A intimidar, sobretudo porque é o que todas nós desejamos. Podemos dizer que queremos várias coisas: um carro novo, ir à manicure ou que nosso marido faça o jantar. Lá no fundo, porém, o que almejamos é ser felizes ou, mais especificamente, criar filhos felizes e nos sentir assim enquanto nos dedicamos a essa tarefa. Queremos também dormir o suficiente. Mas a felicidade é a meta principal e, talvez, a mais fácil de atingir.

Perguntamos às mães se elas eram felizes e ouvimos muitas delas gaguejar.

Nós: – *Você é feliz?*

Mãe: – Se eu sou feliz? Sim... *(Hesitando.)* Se estou mais feliz do que nunca? Não sei, me sinto muito estressada com toda essa responsabilidade de ser mãe. Será que deveria estar me sentindo mais feliz do que jamais fui? É difícil dizer. Quando você planeja seu casamento e depois tem um bebê, espera que seja o dia mais maravilhoso da sua vida, mas não é! Você se ressente por ter aberto mão da vida que tinha antes. Você deixa de ser a coisa mais importante. Gostaria de ter sabido com a devida antecedência que ter um filho não significa o início da época mais feliz da vida. É complicado. Isso exige muitos sacrifícios.

Quando quisemos ouvir das mães se elas eram felizes, algumas pareciam nem mesmo entender inteiramente a pergunta.

Nós: – *Você é feliz?*

Mães: – O que você quer dizer com feliz? Feliz mesmo ou só assim meio feliz?

– Se sou feliz? Hum, é, sou bem feliz. Sou.

– Feliz... O que isso quer dizer na verdade?

– Feliz? Nunca pensei nisso para valer. Se sou feliz? Não posso dizer que estou em êxtase. Estou estressada.

– Feliz não é a palavra certa para mim. O termo que me descreve melhor é "desafiada".

Talvez meu marido não admita, mas acho que ele tem certas expectativas em relação a mim. Como a história de fazer o jantar. Odeio isso com todas as minhas forças. Sempre foi ele quem cozinhou, era ele quem preparava todo tipo de comida. Só que, quando o ritmo de trabalho dele se acelerou, as coisas mudaram. Ele insinuou que não comíamos uma boa refeição havia dias. Fiquei arrasada. Foi como se eu estivesse decepcionando a família. Então acrescentei isso à lista de coisas que precisava fazer.

– **ANDRÉA,** dois filhos, St. Louis, Minnesota

Ouvimos de dúzias de mães que há muita pressão para que elas sejam felizes, para que mantenham as aparências. Nenhuma mãe sente que tem o direito de ser infeliz. Todas elas são altamente pressionadas a amar a maternidade. De fato, amar essa função o tempo todo parece ser parte integrante da descrição do "emprego" de mãe: cuidar dos filhos, deixar suas próprias necessidades de lado, fazer com que todos fiquem felizes e ser feliz também.

SEGREDINHO INCONFESSÁVEL

Estou sempre fugindo dos meus filhos. Eu os amo, mas eles simplesmente me esgotam. Às duas horas da tarde, quando minha ajudante chega, saio porta afora tão rápido que devo deixar um rastro de fumaça.

Estou ofendida com essa pergunta

Você pode ficar louca tentando dar a impressão de ser e, pior, agir como alguém muito feliz quando não é. E não são apenas nossos maridos e as outras mães da cidade que nos pressionam a parecer contentes e satisfeitas. Nós próprias fazemos isso. Sentimos que deveríamos estar alegres com a maternidade e, muitas vezes, estamos mesmo. Ainda assim, nos entristecemos pelos momentos em que isso não acontece. Além disso, sentimos que não temos o direito de não gostar dessa função nem de admitir quanto ela é difícil. E uma das maneiras mais rápidas de passarmos de *um pouco* infelizes para *muito* infelizes é começarmos a nos deixar abater por não nos sentirmos felizes.

Não sou o tipo de mãe que pensei que seria. Eu me imaginava assando bolos e cantando canções para minhas lindas meninas. Via minha casa em perfeita ordem, com móveis em cores coordenadas. Em vez disso, estou nessa confusão louca. Não consigo nem me lembrar do que fiz ontem.

– **PAULINA,** dois filhos, Boulder, Colorado

A atriz Felicity Huffman falou por muitas de nós quando respondeu a uma pergunta de Lesley Stahl, apresentador do programa *60 Minutes*:

Stahl: – A maternidade é a melhor experiência da sua vida?

Huffman: – Não, não é. E estou ofendida com essa pergunta porque ela coloca as mulheres numa situação sem saída. A menos que eu responda "Ah, sim, essa é a melhor coisa que já aconteceu em toda a minha vida", serei considerada uma péssima mãe.

Então, vamos ser francas em relação a esse assunto: a maternidade pode ser humilhante, inspiradora, compensadora, exaustiva, entediante, banal, tempestuosa e cheia de altos e baixos. É também uma experiência que está muito sujeita a ficar fora de controle para ser discutida em termos românticos e sem levar em conta seus matizes. A maternidade é uma imensa alegria e, ao mesmo tempo, uma enorme carga. Não nos deixa inteiramente felizes nem satisfeitas. Além disso, estamos cansadas da idéia de que ser mãe é algo que deve nos trazer contentamento e de tentar viver à altura do ideal que diz que "boas mães são mães felizes". Se concordarmos com a idéia de que a única maneira de ser uma "boa mãe" é acreditarmos estar passando pela melhor experiência da nossa vida, como poderemos ter uma conversa sincera sobre o que significa criar filhos?

Uma mãe resumiu tudo perfeitamente quando disse: "Amo ser mãe, apenas odeio a maternidade."

Sinto como se minha vida tivesse oito fatias de torta e em meu prato só coubessem seis. É uma triagem constante.

– **KRISTY,** quatro filhos, Mill Valley, Califórnia

Vamos fazer uma pausa. Esta é uma frase incrivelmente sincera: "Amo ser mãe, apenas odeio a maternidade." E ela é mais surpreendente ainda porque é isso que muitas de nós sentimos. Por quê? Porque amamos nossos filhos e amamos ser mães. No entanto, algumas vezes detestamos a "maternidade", pois, do modo como a definimos, ela é uma tarefa impossível. Não estamos nos referindo à indignidade de limpar narizes sujos e calções com diarréia – já esperávamos por essas coisas. Estamos falando da exaustão arrasadora que nos faz sentir como um hamster girando sem parar em sua rodinha. Estamos mencionando aquela sensação de fracasso quando não conseguimos nos obrigar a fazer uma fantasia de carnaval, ainda que, naquele mesmo dia, tenhamos saído correndo mais cedo do trabalho para assistir a uma apresentação de balé. Estamos tratando daquele sentimento que experimentamos à noite quando nos deitamos – a impressão de estarmos afundando por termos certeza de que, também naquele dia, fomos uma péssima mãe (de acordo com nosso próprio julgamento). A frase entre parênteses é muito importante: estamos rotulando nossas próprias derrotas.

Surgem então algumas perguntas interessantes. Por exemplo: por que nos impusemos padrões impossíveis de alcançar? E por que tantas de nós, mulheres inteligentes e sensíveis, temos uma dificuldade tão grande em administrar uma das atividades mais normais do mundo?

A maternidade é uma daquelas coisas totalmente impossíveis de imaginar até que aconteça com a gente. Você pensa que será de um jeito – jamais gritará com seus filhos, terá uma paciência infinita, se sentará no chão por horas a fio e lerá para eles, dividirá de forma justa com seu marido as tarefas relacionadas às crianças, até que... bum! O bebê chega e todo o seu mundo vira de cabeça para baixo. O que quero dizer é que sempre me imaginei com filhos, mas não esperava estar quase no limite durante 99% do tempo. Os dias voam. E ainda acham que eu devo gostar de tudo isso?

– **VICTORIA**, DOIS FILHOS, OAKLAND, CALIFÓRNIA

Expectativa, a mãe de todos os problemas

Após centenas de horas de conversas telefônicas com mulheres de todo o país, começamos a reconhecer um padrão. Quando uma mulher se dizia infeliz com a maternidade, 9 em cada 10 vezes era porque sua expectativa era exagerada. As mães que trabalhavam fora esperavam ser capazes de fazer tudo e se sentiam fracassadas quando não conseguiam. Aquelas que ficavam em casa acreditavam que manteriam a sanidade se dedicando 12 horas por dia às crianças e, pior, imaginavam que se sentiriam *felizes* fazendo isso.

Elas mencionaram uma série de pensamentos ilusórios que levam a diversas expectativas frustradas:

- **A maternidade cairá como uma luva em minha vida.**
- **Com pequenos ajustes, minha carreira continuará nos trilhos.**
- **Serei uma mãe em tempo integral e minha vida será completamente preenchida por meus filhos.**
- **Se tentar de verdade, serei capaz de equilibrar tudo.**
- **Depois de me tornar mãe, serei uma pessoa mais amorosa e altruísta.**
- **Saberei lidar facilmente com a maternidade.**

Não importava a idade da mãe, onde ela morava nem quantos filhos tinha, os temas abordados eram sempre os mesmos. "Fico me sentindo culpada demais para contratar uma babá" e "Estou tão estressada que parece que minha cabeça vai explodir". Também ouvimos um bom número de histórias, como a de uma mãe que estava na cozinha às sete e meia da manhã. Ela se levantara duas horas antes na tentativa de terminar de assar os biscoitos a tempo de colocá-los nas merendeiras dos filhos, temperar o peixe para o almoço e passar o aspirador no chão, que estava cheio de farelos de biscoito. Essa mãe estava no seu limite, no piloto automático e, é quase certo, apavorada. Ela se encontrava muito ocupada para tomar a única iniciativa que poderia melhorar seu dia: parar e se perguntar: "Estou fazendo coisas de mais? Por quê?"

Formular essa simples pergunta é o primeiro passo para ajustar as expectativas e se transformar numa mãe mais feliz. Somos as primeiras a admitir que não é fácil manter as expectativas sob controle. A boa notícia é que, ao contrário dos caprichos de uma criança de três anos, expectativas podem, tecnicamente, ser imobilizadas e limitadas. O objetivo é adaptá-las à realidade. Se esperarmos fazer o jantar sete noites por semana, assar bolos em casa, nunca perder a paciência nem precisar de tempo para nós mesmas e sermos felizes todos os dias sem exceção, estaremos nos programando para o fracasso.

Eu me sinto tremendamente pressionada por todos os lados. Grande parte dessa pressão foi imposta por mim mesma. É como se eu estivesse tentando ser perfeita de muitas formas: passar o máximo possível de tempo com meus filhos, apoiar meu marido e ainda não me descuidar da carreira. O nível de exigência é muito alto. Em sua maioria, as mulheres do meu grupo social parecem perfeitas o tempo todo, dão sempre a impressão de estar em forma e saudáveis. Agem como se decorar a casa para o Natal fosse a melhor coisa da vida delas.

– **MÔNICA,** dois filhos, Los Angeles, Califórnia

Descobrimos que, não importa em que nível uma mulher esteja na escala de temor ou ansiedade ligada à maternidade, todos os caminhos apontam para as expectativas. Mães felizes tinham expectativas realistas. Mães infelizes cultivavam expectativas inatingíveis.

SEGREDINHO INCONFESSÁVEL

Perdi meu emprego, mas mesmo assim deixava meu filho na creche e fingia que estava saindo para procurar trabalho. Na verdade, eu ia ao shopping e à manicure.

Quem teria filhos se soubesse o que isso significa de verdade?

Pesquisas revelam que os seres humanos consideram impossível se lembrar da dor. Por isso, após termos o primeiro filho (ou o segundo ou o terceiro), é provável que estimulemos nossas amigas a fazer o mesmo. Como somos aparentemente incapazes de nos lembrar de como foram as primeiras semanas e os meses iniciais da maternidade e informar isso a elas, muitas mamães de primeira viagem se sentem traídas pela omissão das amigas. "Não me lembro nem um pouco de como foi difícil ser mãe logo no começo", disse Mary, que vive com os dois filhos em São Francisco. "É como se eu tivesse removido meus bancos de dados mentais por causa da dificuldade daquela época. Do mesmo modo, minha mãe vem me visitar com freqüência e não consegue entender por que meus filhos são tão levados. Ela diz: 'Vocês três *nunca* foram assim. Eram perfeitos anjinhos.' E não se trata de falsidade nem de má intenção. É simplesmente a perda da memória ou o imperativo biológico. Quem teria filhos se soubesse de fato como é tê-los?"

As expectativas do meu marido em relação a mim aumentaram depois que decidi ficar em casa. Sinto que ele espera que eu seja mais feliz do que antes. Já que tenho a sorte de poder criar nossos filhos, deveria estar feliz, não é? Como não posso me queixar, me

transformo numa mártir. Nem percebo que estou agindo assim. Mas ele nota e diz: "Contrate alguém se precisar." Acontece que, se eu fizer isso, me sentirei como se não estivesse cumprindo meu dever.

– **LAURA,** dois filhos, Los Angeles, Califórnia

Do mesmo modo, foi uma surpresa para muitas mães não terem se sentido totalmente satisfeitas por ficarem com os filhos em tempo integral. Essas mães não tinham consciência de quanto sua identidade estava ligada à carreira. Não sabiam que sua atuação profissional era a principal fonte da sua sensação de sucesso e plenitude. Uma mãe de Nova York contou uma história bastante comum. Ela desfrutava o privilégio de ficar em casa com o filho e estava consciente de que isso era uma bênção, porém, ainda assim, lutava consigo mesma. "Eu tinha trabalhado muito por quase 10 anos, por isso essa decisão foi bem cômoda no início. Mas logo depois me senti deprimida. Pela primeira vez desde que deixara a casa dos meus pais aos 18 anos, não tinha emprego e não estava ganhando dinheiro. Era muito estranho pedir ao meu marido. Passei um tempo com aversão a mim mesma. Ninguém fica dizendo a uma mãe 'Você está fazendo um ótimo trabalho, você é excelente, que iniciativa maravilhosa a de limpar este vômito!'"

SEGREDINHO INCONFESSÁVEL

Às vezes eu penso: "Não acredito que fiquei sem beber durante nove meses por causa disso."

Tenho uma irmã mais velha que nasceu para ser mãe e por isso nunca me avisou com franqueza sobre os problemas da maternidade. Só ouvi o lado bom da história. Quando tive filhos, precisei fazer muitos sacrifícios. Minha mãe nunca se queixava e não me contou nada a respeito das dificuldades. Eu estava totalmente despreparada.

– **KAREN,** dois filhos, Pittsburgh, Pensilvânia

Mães que trabalham enfrentam uma realidade diferente. Muitas delas percebem que não têm tempo para si mesmas, para comer, para praticar uma atividade física – nem mesmo para se sentar e respirar. E estão se conscientizando de que isso não é vida. Algumas delas nos disseram que se sentem pressionadas a ponto de explodir. Percebem que têm tantos papéis diferentes que é impossível cumprir todos eles. Por exemplo, uma advogada que estava voltando a trabalhar fora nos contou sobre um dia em que precisou ir ao fórum. Colocou as meias, se maquiou, vestiu um terninho azul-marinho e calçou os sapatos novos de salto alto. Na hora do almoço, quando correu para casa para ver como estava o novo cachorrinho da família, ele pulou em sua roupa com as patas cheias de lama. Em seguida, ela teve que voar para a escola, pois era seu dia no revezamento do transporte – teria que pegar oito crianças e levá-las para suas casas. "No frenesi de acomodar rapidamente a garotada no carro, rasguei de alto a baixo a parte de trás da minha saia! Eu estava suja de lama, meu traseiro aparecendo, suada e com todas aquelas mães olhando para mim. Por que sequer tentar? *Não dá para fazer tudo!*"

Reajustando as expectativas à realidade

Uma mãe, é claro, não pode deixar de alimentar a família nem se entregar à preguiça. Como primeiro passo para a felicidade, porém, ela tem que começar a se conscientizar das expectativas que constrói e a refletir sobre elas. É claro que redefinir a maternidade não é uma tarefa simples, sobretudo porque nossa cabeça parece estar cheia até a borda com as opiniões de outras pessoas sobre o tipo de mãe que deveríamos ser. A idéia, portanto, é que devemos criar nossa própria visão (realista) da maternidade e trabalhar nesse sentido em vez de tentar conquistar algo absurdo e grandioso que é provavelmente inatingível e está bem longe do que queremos de verdade.

Eu precisava estabelecer prioridades e fazer escolhas com base no que era importante para nossa família. Por exemplo, assumi o compromisso de ir a todas as consultas médicas com minha filha. Para ter condições de fazer isso, escolhi um pediatra que tinha consultório mais perto do meu escritório do que da minha casa. Procuro ser muito cuidadosa em relação a algumas dessas decisões. Quando amigos me perguntam se vou matricular minha filha no jardim-de-infância, respondo: "Não sei se vai dar certo. Vou ter que dirigir muito." No passado, eu teria me deixado influenciar pelo que as outras pessoas estavam fazendo. Agora tento me manter dentro dos limites do que dá certo para nossa família.

– **JANE,** dois filhos, Atlanta, Geórgia

A interminável lista de tarefas

Um bom ponto de partida para começar a reajustar suas expectativas é a lista de tarefas. Muitas mulheres com quem falamos, assim como nós, têm relações de afazeres impossíveis de cumprir. Veja um exemplo parcial do que as mães nos disseram que *precisavam* executar:

- Passar tempo de qualidade com cada filho individualmente.
- Passar tempo de qualidade com amigos íntimos e a família.
- Parecer descansada, descontraída, em forma e na moda – mesmo com um orçamento apertado e poucas horas de sono.
- Fazer um jantar delicioso e nutritivo toda noite e conseguir que as crianças o comam.
- Encontrar todos os milhões de partes dos milhões de brinquedos e arrumá-los de modo perfeito.
- Cumprir o calendário de eventos sociais de toda a família.
- Escovar os dentes das crianças duas a três vezes por dia.
- Criar festas de aniversário perfeitas com brindes impecáveis.
- Avaliar todos os prestadores de serviços: médicos, babás, professores.
- Controlar todas as flutuações de humor de... todo mundo.
- Recompor-se e arrumar as crianças para não parecerem todos tresloucados quando seu marido chegar em casa.
- Voltar do trabalho com toneladas de energia para gastar com seus filhos.

É claro que nem tudo nessa lista é factível nem deveria ser. Então, como nos livrar dessa loucura e ser felizes criando nossos filhos? O segredo é reexaminar as prioridades que estabelecemos e redefinir a maternidade como algo que podemos e queremos fazer.

Expectativas

Embora não seja fácil classificar todas as nossas expectativas, essa é uma tarefa necessária. Temos expectativas que pensamos vir dos outros, mas que, na verdade, são criadas por nós mesmas. Por outro lado, possuímos expectativas que partem de nós e que acreditamos pertencer a outras pessoas. Pior ainda, não somente tentamos atendê-las e superá-las como nos sentimos culpadas quando não conseguimos fazer isso. Examine a lista a seguir e marque aquelas que se aplicam a você.

- ☐ Ser uma boa mãe.
- ☐ Provar para o marido que é uma boa mãe.
- ☐ Voltar ao trabalho o mais rápido possível depois do nascimento do bebê.
- ☐ Voltar ao trabalho depois de passar um ano ou dois com as crianças.
- ☐ Ficar em casa e não voltar a trabalhar fora.
- ☐ Criar as crianças para que sejam o mais perfeitas possível.
- ☐ Ter filhos inteligentes.
- ☐ Fazer com que as crianças sejam comportadas.
- ☐ Ter sempre flores frescas em casa.
- ☐ Ser o tipo de mãe que sua mãe quer que você seja.
- ☐ Ser o tipo de mãe que sua mãe foi.
- ☐ Sentir-se feliz com todas as suas escolhas.
- ☐ Fazer amor regularmente com seu marido.
- ☐ Ser a pessoa que era antes de ter filhos.
- ☐ Fazer presentes para o Dia dos Pais.
- ☐ Lidar com a maioria das tarefas relacionadas ao bebê – se possível, com todas elas.
- ☐ Planejar atividades, aulas e brincadeiras.
- ☐ Atingir o equilíbrio.
- ☐ Criar filhos bem ajustados e sociáveis.

- ☐ Parecer saudável e em forma.
- ☐ Ter uma aparência sexy.
- ☐ Ser feliz ou parecer feliz.
- ☐ Sentir-se plena.
- ☐ Ser admirada.
- ☐ Dominar tudo.
- ☐ Passar tempo de qualidade com as crianças.
- ☐ Estar à frente das tarefas domésticas.
- ☐ Comparecer a todas as consultas médicas e dentárias.
- ☐ Cuidar do jardim.
- ☐ Fazer a manutenção do carro.
- ☐ Rever o dever de casa, ir a reuniões da escola e estar em dia com as atividades escolares.
- ☐ Comprar presentes de aniversário.
- ☐ Escrever e-mails ou enviar cartões de agradecimento.
- ☐ Decorar a casa para as festas de fim de ano.
- ☐ Comprar roupas e sapatos para as crianças.
- ☐ Pagar contas.
- ☐ Organizar jantares e festas nas datas comemorativas.
- ☐ Consertar objetos domésticos.
- ☐ Dar banho nas crianças.
- ☐ Escovar os dentes das crianças.
- ☐ Colocar as crianças para dormir.
- ☐ Conseguir babás e administrá-las.
- ☐ Pegar as crianças na escola.
- ☐ Administrar os relacionamentos e encontros de família.
- ☐ Cuidar do animal de estimação.
- ☐ Fazer com que os avós vejam as crianças com freqüência.
- ☐ Dar apoio a amigos com problemas de relacionamento.
- ☐ Manter a casa em ordem para amigos e hóspedes que chegam sem avisar.
- ☐ Ajudar amigos com os filhos deles.

6 dicas fáceis para reajustar sua vida

Você pode reorganizar suas prioridades, e com isso sua vida, se seguir nossas seis dicas. Dê uma olhada em sua relação de expectativas e elimine tudo que não precisa estar ali. Reorganize os itens restantes por ordem de prioridade. Essa tarefa parecerá impossível no começo, mas, com o tempo, você se sentirá livre.

1. Faça uma lista das suas expectativas mais importantes em relação a si mesma e das que os outros têm em relação a você.

2. Separe tudo o que você não pode controlar (por exemplo, a necessidade de trabalhar). Esses são os fatores inevitáveis, por isso pare de se preocupar com eles.

3. Olhando para a lista, faça a si mesma as seguintes perguntas:
   - Quais dessas expectativas são eletivas?
   - Se eu pudesse eliminar uma pressão no meu dia, qual seria ela?
   - O que eu faria com uma hora a mais por dia?

4. Releia a lista e identifique as tarefas menos importantes. Para algumas pessoas, manter a casa limpa é imprescindível. Para outras, deixar essa pressão de lado libera tempo para praticar atividades físicas ou para executar algo mais importante da relação de prioridades.

5. Repense seu conceito sobre aquilo que você considera imutável. Será que é de fato impossível contratar uma babá?

6. Por fim, diga a si mesma que é apenas uma tentativa. Imagine que vai deixar algumas tarefas de lado por apenas uma semana.

CAPÍTULO 3

Você pode ter tudo, mas não de uma vez só

(Faça as pazes com suas escolhas)

TESTE NÚMERO 3
Quais das seguintes questões você não consegue resolver?

Marque as frases que se aplicam ao seu caso.

☐ Trabalhar fora / ficar em casa.

☐ Alimentos orgânicos / alimentos comuns.

☐ TV / nada de TV.

☐ Um filho / dois filhos / três filhos.

☐ Aulas de música / ginástica / nenhuma aula.

☐ Arrumar a cama das crianças / fazer com que elas próprias cuidem disso.

☐ Prêmios /castigos.

☐ Cão / gato / peixe / nenhum animal de estimação.

☐ Bonecas e armas / nada de bonecas nem de armas.

☐ Peniquinho aos dois anos / peniquinho aos três anos.

☐ Ajudar as crianças com o dever de casa / deixar que façam o dever de casa sozinhas.

☐ Manter as crianças limpas / deixá-las se sujar à vontade.

TODAS NÓS JÁ PASSAMOS POR ISSO OU QUASE: ENQUANTO ESTAMOS sentadas num banco observando Pedrinho na aula de natação, espirais de dúvidas rodopiam na nossa mente. "Será que essa é a melhor escola de natação ou eu deveria ter escolhido a Baleinha Azul? E o caratê? Será que ele deveria estar fazendo caratê em vez de natação? Teria ajudado com a coordenação motora, mas talvez ele ficasse muito violento em casa. Será que deveríamos estar estimulando a masculinidade do nosso filho? Ele já está com quatro anos. Será que ele não vai ficar afeminado se tirarmos todos os brinquedos violentos?"

Se você deixar sua mente vagar por esse tipo de caminho (e Deus sabe que muitas de nós fazemos isso), logo, logo vai sentir como se toda a sua vida estivesse se desfazendo – o que pode acontecer caso você não retome a autoconfiança. Para diversas mães com quem conversamos, o questionamento muito freqüente sobre uma escolha leva a outras indagações. E a outras mais, numa seqüência que parece não ter fim.

Isso é de enlouquecer, pois o normal é sermos relativamente equilibradas. Não passamos por esses ciclos de indecisão quando fazemos planos de, digamos, sair para andar de bicicleta ou comprar um presente de aniversário. Também não ficamos o tempo inteiro nos questionando se nos casamos com o cara certo (apesar de nos perguntarmos isso de vez em quando) nem se devemos pintar a casa. No entanto, há tantas escolhas a fazer quando se trata dos nossos filhos. Afinal, são *nossos* filhos, não é? Até as mais insignificantes decisões importam. Queremos o melhor para eles, nas grandes e nas pequenas coisas. Desejamos que se sintam bem consigo mesmos e também em relação a nós.

Uma mãe que conhecemos submete o filho de três anos a um interrogatório regular sobre o que as outras crianças levam como merenda para o jardim-de-infância: "Seus coleguinhas que têm o lanche mais gostoso, o que eles levaram hoje?" Estamos falando de uma profissional adulta, competente e segura que confia em sua própria opinião em questões que vão desde o refinanciamento de um empréstimo para a compra da casa própria até a escolha de um vestido de festa. Mas a coisa é diferente quando se trata de optar entre pão com geléia e biscoito com iogurte – sua fé nos próprios instintos vai por água abaixo.

Parte do que nos derruba é o fato de os nossos filhos, que Deus os abençoe, serem muito impressionáveis e emotivos. É exatamente isto que queremos dizer: se o adesivo errado ou um sabor diferente de picolé podem produzir uma reação explosiva, o que uma mãe deveria pensar em relação às conseqüências de escolher mal o médico, a babá ou a escola?

Se eu conseguisse fazer a escolha certa, tudo na minha vida se ajustaria como num passe de mágica

Talvez você esteja tendo ataques de ansiedade. Nós também. Temos escolhas a fazer o tempo todo, em todas as áreas da vida. E cada uma delas nos parece importante. É como se a sociedade tivesse sido seduzida pela idéia de que poder escolher mais significa possuir mais liberdade. No entanto, como qualquer mãe que já tenha passado um tempo navegando pelos canais de TV a cabo sabe, isso não é verdade. Ter mais opções é algo bom, com certeza, mas só se tivermos feito o dever de casa e recebido informações adequadas com antecedência. Apenas se soubermos de antemão o que desejamos para valer. Caso contrário, essas mesmas escolhas nos deixarão apreensivas, insatisfeitas e confusas. Pensamos: "Será que isso é tudo? Não há mesmo nada melhor por aí? Como posso saber se vou fazer a escolha mais adequada?"

Precisamos ter uma visão exata da situação em que nos encontramos se quisermos nos sentir bem em relação às nossas escolhas. Uma visão irretocável da maternidade? Impossível. Quando entramos em trabalho de parto, podíamos até ter planilhas das finanças domésticas e quilos de fraldas estocados, mas nunca uma perfeita compreensão de como nossa vida mudaria.

A verdade é que as escolhas relativas à maternidade têm início antes mesmo do nascimento do bebê. Que tipo de parto a mãe prefere? Que nome dará à criança? Decidimos exatamente quando ter nossos filhos. Dispomos de opções até mesmo quanto ao que, na verdade, não podemos escolher – por exemplo, se desejamos saber de antemão o sexo da criança. Com isso, criamos a falsa expectativa de que, de algum jeito, seremos capazes de planejar, isto é, de controlar nossa maneira de ser mães. Começamos a pensar (de modo insano, é claro) que, se conseguirmos tomar sempre as melhores decisões, tudo acabará como tínhamos imaginado: de forma perfeita, bela, suave e maravilhosa.

Será que daqui a 15 anos vai ficar tudo bem? Será que eu deveria ter matriculado meu filho no curso de francês ou, quem sabe, no futebol? O que acontecerá no futuro? Eu me questiono em relação a essas escolhas. Talvez seja melhor que ele aprenda a jogar tênis enquanto está no jardim-de-infância, caso contrário não será competitivo mais tarde.

– **MARYANN,** dois filhos, San Rafael, Califórnia

Esse nível de pressão é forte o bastante para deixar algumas mulheres na posição fetal. Se acrescentarmos a isso a mentalidade do "você pode ter tudo", muitas de nós se encolherão ainda mais, pois escolher parece ótimo – e até certo ponto é –, mas também é algo opressivo, sobretudo quando a mãe começa a encarar esse processo como um segredo de cofre: "Se eu conseguir tomar a decisão certa entre esses milhões de opções, minha vida entrará perfeitamente nos eixos e tudo em relação aos meus filhos e a mim se ajustará como num passe de mágica."

Não somos apenas nós que pensamos assim. E isso não acontece somente com as mães. Segundo Barry Schwartz, autor de *O paradoxo da escolha:*

> *Pesquisadores descobriram que, quando o número de escolhas a fazer aumenta além de certo ponto, as pessoas tendem a ficar sobrecarregadas. Elas têm cada vez mais dificuldade em tomar decisões e se sentem menos satisfeitas com as escolhas que fazem. Sua tendência é se arrepender, mesmo das opções bem-sucedidas, porque conseguem imaginar facilmente que outras poderiam ter se revelado melhores. Desenvolvem expectativas irreais em relação aos resultados das suas decisões, e, quando eles as desapontam, como quase sempre acontece, culpam-se por causa dessas expectativas exageradas. Tudo isso pode ocasionar estresse, ansiedade e infelicidade.*

SEGREDINHO INCONFESSÁVEL

Tive um sonho erótico muito vívido com meu arquiteto. Por isso dispensei seus serviços.

Captou a idéia? Estresse, ansiedade e infelicidade. O excesso de escolhas faz com que seja mais difícil optar, o que diminui o nível de satisfação com as decisões tomadas.

Diante de um grande número de escolhas a fazer, tendemos a ficar paralisadas, e isso é ainda mais irritante. O ato de escolher deveria fazer com que nos sentíssemos poderosas, livres e aptas a assumir o controle das coisas.

A opressiva e esmagadora responsabilidade por tudo isso

Toda mãe sabe que precisa escolher suas batalhas. As crianças ficarão limpas ou se atrasarão? Assistirão ao desenho animado ou a casa ficará um lixo? No casamento, as batalhas costumam ser travadas no campo das tarefas domésticas. Quem dará banho nos meninos à noite? Quem vai lavar a louça?

Essas pequenas escaramuças com nossos maridos, apesar de importantes, são quase sempre uma questão secundária, e não a verdadeira razão pela qual nos sentimos sobrecarregadas e nunca o motivo pelo qual a mãe fica tão desesperada a ponto de o pai começar a participar. Como sempre, o verdadeiro problema não é o assunto em discussão, e sim um tópico que está fora do debate: quem está sendo encarregado de tomar as decisões na família.

Por que brigar por isso? Ser o responsável pelas decisões não é um privilégio e uma indicação de poder?

De certa maneira, sim. Mas na maioria das vezes, não.

A verdade é que fazer um grande número de escolhas é uma enorme responsabilidade, e muitas de nós nem mesmo têm consciência disso. Como mães, freqüentemente somos nós que decidimos. Fazemos isso o dia inteiro. Batemos o martelo em relação a questões importantes: devemos trabalhar fora ou ficar em casa com as crianças? Que tipo de escola escolher: mais liberal e construtivista ou mais conservadora e disciplinada? E também definimos o rumo de pequenas coisas: o que preparar para o jantar? Quantas rodelinhas de cenoura a Nina precisa comer? Que presente de aniversário dar ao Carlinhos? Além de todos os outros itens entre essas duas pontas.

Qual foi a escolha mais difícil que você precisou fazer como mãe?

"Descobrir o equilíbrio na minha vida. A quantidade ideal de trabalho, o número apropriado de horas de serviço da babá, a freqüência das saídas para namorar, o tempo adequado para ficar com cada criança individualmente."

"Continuar casada."

"Ter o segundo filho."

"Permitir que meus filhos cometam erros."

"Deixar minhas próprias metas em segundo plano."

"Decidir não amamentar."

"Não acompanhar minha filha em seu primeiro dia de aula por causa de compromissos de trabalho."

"Impor nossos valores quando eles diferem dos valores gerais. Isso faz com que meu filho se sinta diferente de todos os seus amigos e, portanto, excluído."

"Matricular meu filho numa escola para crianças com necessidades especiais."

"Adotar uma criança."

"Viver muito longe dos meus pais e sogros."

O problema não é o fato de perdermos muito tempo com essas deliberações, embora isso também conte. A questão mais importante é que elas consomem boa parte das nossas reservas emocionais e mentais. Se é a mãe que toma as decisões na família, seu cérebro estará executando continuamente um programa em segundo plano (enquanto ela está fazendo compras, lavando roupa, trabalhando), na tentativa de avaliar se as escolhas que faz para a família darão tão certo quanto as que outros pais fazem para as deles.

Estudos mostram que casais dividem todo tipo de tarefas mentais sem perceber – por exemplo, quem sabe determinados números de telefone ou quem se lembra de ligar para a lavanderia às sextas-feiras. Pode ser que numa família a mãe seja encarregada de se preocupar se a babá da Lili está lendo o suficiente para ela, se o professor do Beto percebe quanto suas respostas são inteligentes, se a "ginástica para crianças" é o melhor investimento para o tempo dos filhos. Caso a mãe considere muitas opções em relação a babás, escolas e atividades físicas, é provável que ela passe ainda mais tempo pensando nesses assuntos. "Será que devo procurar outra babá? Será que o Beto brilharia mais num ambiente diferente? Mas será que a mudança não seria difícil para ele?"

Isso corrói o equilíbrio e a boa disposição de ânimo no ambiente familiar. "Essa é minha avaliação", diz Schwartz. "Tem sido dada muita atenção à quantidade de trabalho que as mulheres desempenham no lar, porém não há igualdade. Não se tem focalizado quem faz o trabalho emocional e mental, isto é, a pessoa que toma as decisões. Considero isso incrivelmente importante. Mesmo que o marido esteja por perto e compartilhe a carga de trabalho gerada pelas crianças, quem toma as decisões em relação a brincadeiras e escolas? A opressiva responsabilidade por tudo isso está sobre os ombros da mãe. É uma falsa sensação de igualdade."

Pense na amplitude das escolhas que são feitas na típica vida familiar. Aqui há uma lista parcial de categorias sobre as quais o pai ou a mãe deve decidir:

- Hora de dormir
- Atividades sociais
- Refeições
- Roupas
- Brinquedos
- Plano de saúde
- Disciplina
- Escola
- Creche/babá
- TV
- Doces

Parece algo possível de administrar? Ótimo. Agora multiplique todas essas categorias pelos diversos clientes a que o pai ou a mãe tenta agradar:

- Cada filho
- Marido/mulher
- Conta bancária
- Reputação
- Amigos
- Parentes
- A ele mesmo/a ela mesma

Agora acrescente outro elemento, o tempo:

- A escolha se ajusta à felicidade da minha família neste momento?
- Será algo difícil a curto prazo, mas que nos ajudará a atingir certas metas nas próximas semanas ou nos próximos meses e anos?

Seria necessária muita matemática avançada caso alguém tentasse elaborar um fluxograma de tudo isso e escrever um algoritmo pelo qual pudesse tomar decisões de modo racional.

Colocando seu bacharelado em Direito para funcionar, hein?

O que também contribui para nos deixar exasperadas é o fato de que a pressão não parece diminuir mesmo depois de termos tomado a decisão. As escolhas são apenas o começo, pois em seguida temos necessidade de provar que fizemos a opção certa, e esse peso não deve ser subestimado. A necessidade de validar nossa competência como mães (senão como gênios) se alastra por tudo e é desestabilizadora. Gabar-se um pouco por nossos filhos serem maravilhosos é uma coisa, mas sair alardeando as escolhas perfeitas que fazemos para eles é uma questão completamente diferente. A primeira atitude é gerada pelo amor, enquanto a segunda é resultado da insegurança e da busca por aprovação. Em diversos graus, é essa necessidade que leva tantas mulheres à loucura. Também é o que está nos fazendo transformar a maternidade numa profissão e exigir demais dos nossos filhos.

Às vezes você simplesmente precisa confiar no universo, acreditando que no fim tudo vai dar certo.

— **AMY,** dois filhos, Corte Madera, Califórnia

Constatamos isso em depoimentos de diversas mulheres, como Mônica, de Los Angeles. "Depois que deixei o trabalho para me tornar mãe em tempo integral, descobri que me fixava em coisas como a escola da minha filha. Sua turma no jardim-de-infância se chamava Pintinhos. Então, para o primeiro dia de aula, vasculhei as lojas e achei aqueles pintinhos de pelúcia. Às onze horas da noite lá estava eu, sentada, suando, passando laços com medalhinhas personalizadas em volta dos pescoços dos bichinhos. Minha mãe olhou para mim e disse: 'Ah! Colocando seu bacharelado em Direito para funcionar, hein?'"

Esse toque de insanidade e a necessidade de afirmação ficaram evidentes em nossas entrevistas, tanto em relação às mulheres que trabalhavam fora quanto às que eram mães em tempo integral. Muitas vezes, as que não estavam seguindo uma carreira tentavam provar o valor da sua atuação como "mamães". Por sua vez, as que tinham uma ocupação profissional costumavam tentar de tudo para estar à altura das mães que ficam em casa. A autoconfiança e a qualidade de vida de um grande número de mães foram sendo minadas pela necessidade de provar a adequação das suas escolhas não somente para elas próprias, mas também para os maridos, para outras mães e até mesmo para os filhos.

> Eu pensava constantemente na escolha entre trabalhar fora ou não. Sabia que certas questões precisavam ser eliminadas. Não queria me colocar numa situação de tudo ou nada. Não desejava acordar três anos depois e me ver como uma mulher que não conhecia sua família. Abri mão da consultoria por causa das viagens. Não tinha segurança quanto ao que queria fazer – só sabia o que não queria.
>
> – JOANNE, UM FILHO, BOSTON, MASSACHUSETTS

Eu não sei fazer isso! (Será que deveria?)

Um dos motivos pelos quais temos tanta dificuldade em sentir que fizemos a escolha certa é o fato de que o cotidiano com filhos pequenos é bastante instável. Esses altos e baixos, aliados a uma grande quantidade de decisões a tomar, fazem com que muitas mulheres sintam que nunca serão capazes de desempenhar o papel de mãe com toda a competência. Um dia é de puro contentamento: tudo dá certo, as crianças se comportam como anjinhos, a rotina funciona de verdade. No dia seguinte, não há nada nos eixos: toda a família está de ovo virado, as crianças explodem à menor provocação e a mamãe se transforma numa louca desgrenhada. Ouvimos de um grande número de entrevistadas que é nesse momento que surge a insegurança acompanhada de pensamentos do tipo: "Será que os outros estão olhando para mim? Onde estou errando neste caso? Sou uma mãe tão terrível assim?"

Uma das mães com quem conversamos, Sônia, nos disse o seguinte: "Será que ficar em casa o tempo todo é mesmo a coisa certa a fazer? Sempre me questiono sobre isso. Senti como se fosse obrigada a deixar meu trabalho. Havia incompatibilidade entre o meu horário e minhas responsabilidades. No entanto, ainda me pergunto: será que eu seria mais equilibrada se trabalhasse fora? Será que poderia voltar a fazer isso agora?"

SEGREDINHO INCONFESSÁVEL

Quando estou tendo um dia de cão e alguém quer ficar conversando comigo no celular, às vezes desligo fingindo que a ligação caiu.

Outro efeito colateral de todas essas escolhas é que elas nos colocam num estado reativo, e não proativo. Na verdade, parece absurdo: o lógico seria que todas essas opções permitissem às mães segurar as rédeas da sua vida com segurança e tomar decisões em relação a si mesmas e a seus filhos. No entanto, é comum as soluções darem certo numa semana, mas causarem explosões na outra. Com isso, as escolhas precisam ser refeitas. A reavaliação e as decisões tornam-se então um estilo de vida. As mães se acostumam a olhar em volta para fazer comparações, tentando ver se outras mulheres estão cumprindo o papel da maternidade melhor do que elas.

Não leve em consideração tudo o que as pessoas lhe dizem. "Seu filho ainda acorda muito durante a noite?", "Sua filha continua tomando mamadeira?". Encontrei uma mulher revoltada por receber críticas pelo fato de seu garoto ainda dormir com ela na cama. Sugeri a essa mãe que não desse ouvidos aos comentários, caso contrário isso iria devorá-la e consumir seus pensamentos.

– **RACHEL,** dois filhos, Nova York, Nova York

Essa comparação é uma das principais razões pelas quais as mães se sentem competitivas e precisam demonstrar como estão felizes. No melhor e no pior dos casos (geralmente no pior), muitas de nós caímos numa armadilha. Pensamos: "Joana parece ótima/calma/feliz e seu filho tão ajustado/saudável/inteligente... O que será que ela está fazendo? Será que suas escolhas são melhores do que as minhas? Será que eu deveria estar seguindo por esse mesmo caminho?"

Ouvimos muitas mulheres que se viam preocupadas com detalhes insignificantes, como Rachel, que nos contou o seguinte: "Quando meus filhos vão à casa de um amigo e voltam com objetos feitos manualmente, entro em pânico e penso: 'Não sei fazer isto! Será que deveria?' Às vezes preciso ligar para uma amiga e confirmar se o que estou fazendo ou deixando de fazer está certo. Em alguns casos, só necessito parar por um momento e recuperar a perspectiva de que não posso dar conta de tudo."

Quando nos casamos, planejávamos ter pelo menos três filhos. Depois, conversei com meu marido e decidimos parar por aqui. Foi difícil nos conscientizarmos de que dois era o limite. Muitos amigos estão tendo três ou quatro filhos, e eu me pergunto: "Por que agora é moda ter três, e não dois?" Decidimos que nos amamos demais para termos outro bebê. Desde que fizemos essa escolha, me sinto aliviada de uma grande pressão.

– **ANNIE,** dois filhos, Miami, Flórida

Expectativas, aqui vamos nós novamente

Muitas mães nos contaram que anseiam por segurança e estabilidade. Querem parar de comparar seu desempenho com o de outras mulheres, de viver em dúvida e de tomar decisões com base nas expectativas que os outros têm em relação a elas. Esse estado reativo e competitivo causa diversos problemas, como a tentação de marcar um número excessivo de compromissos. Não queremos perder nada, não é? Como resultado, temos dias frenéticos. Nossa vida é configurada para a realização de uma quantidade imensa de tarefas. Acabamos dirigindo um carro enorme por causa de tudo o que temos que carregar e fazemos tantos amigos superficiais que mal conseguimos manter contato com as pessoas de quem gostamos de verdade. Ficamos inteiramente ocupadas com uma montanha de afazeres. E supomos que isso seja bom.

Mas não é. Comprometer-se com um excesso de tarefas tem um lado bastante negativo. Toda essa agitação pode significar que, embora a mãe pense que está tomando muitas decisões certas, ela está sendo incapaz de estabelecer prioridades. Ocupar-se demais pode fazer com que a pessoa sinta que está enlouquecendo. Falando com franqueza: uma mãe sobrecarregada é aquela que falhou completamente em fazer escolhas conscientes.

SEGREDINHO INCONFESSÁVEL

Algumas vezes fico me perguntando por que tive filhos. Não estou inteiramente certa de por que fiz isso. Minha preocupação é não ter tempo de ajudá-los a crescer de todas as formas que eu gostaria que crescessem.

6 dicas fáceis para fazer as pazes com suas escolhas

Uma mãe em Boston destacou o seguinte: "Acabei me conscientizando de que podemos ter tudo, mas não tudo ao mesmo tempo." Em outras palavras, não temos como fazer todas as coisas neste exato momento. É preciso aprender a fazer as escolhas certas. Crie uma boa situação, ainda que às vezes imperfeita, e aceite-a pelo que ela é. As dicas a seguir a ajudarão a atingir essa meta.

1. Conscientize-se de que as expectativas podem influenciar suas escolhas. Tome decisões com base no que você quer, e não no que esperam de você.

2. Pense no que você não deseja. Eliminando o que está errado, será mais fácil identificar o que é certo.

3. Volte-se para seus princípios e valores. Utilize-os para direcionar suas escolhas.

4. Pense em por que você está se sentindo sobrecarregada. Talvez não se trate apenas de um único grande fator – todas aquelas coisinhas secundárias podem se unir e formar o caos. Pequenas mudanças são capazes de proporcionar um bom alívio.

5. Liberte-se da pressão de fazer tudo e com perfeição. Não há mal nenhum que as coisas sejam apenas "suficientemente bem-feitas".

6. Tomada a decisão, não se questione mais. Fazer as pazes com suas escolhas a ajudará a não ser tão dominada pelos outros.

CAPÍTULO 4

Será que sou uma péssima mãe por não comprar vegetais orgânicos?

(Livre-se da crítica)

TESTE NÚMERO 4

Numere em ordem decrescente as perguntas que mais tiram você do sério.

___ Você deixa que as crianças assistam a um filme até tarde da noite quando elas têm aula no dia seguinte de manhã?

___ Sua empregada trabalha cinco dias por semana? Você não é uma mãe em tempo integral?

___ Sua filha ainda usa fraldas?

___ Nossa! Você já parou de amamentar?

___ Você não conseguiu ir ao jogo de futebol do seu filho? É verdade que ele acabou não jogando nada naquele dia?

___ Como vocês conseguem reservar tantas noites para sair sozinhos? Não se sentem egoístas?

___ Você já perguntou ao dentista dos seus filhos se eles podem comer tanto doce assim?

___ Ah... então você manda a babá pegar as crianças na escola?

___ Seus filhos não se sentem um pouco "apertados" compartilhando o mesmo quarto?

___ Que gracinha! Ele tem os sapatos do Homem Aranha e a merendeira do Homem Aranha. Ele passa muito tempo vendo TV?

CONVENHAMOS, TODAS NÓS SABEMOS QUE JÁ FIZEMOS ISTO: sentadas no sofá ou ao volante do carro, pensamos que, como mães, jamais faríamos *aquilo*. "Nunca deixaria que meus filhos comessem na frente da televisão, ou melhor, jamais os deixaria ver TV e ponto final"; "Nunca permitiria que a babá os colocasse na cama"; "Nunca perderia meu tempo com aulas ridículas para pais"; "Nunca me deixaria convencer pela pirraça dos meus filhos a dar algum presente a eles"; "Nunca os deixaria dormir muito tarde". Temos então um segundo (ou terceiro) filho, voltamos a trabalhar, nosso marido começa a fazer horas extras ou apenas ficamos cansadas demais, e ali estamos nós, junto com o resto das mães no campo de batalha, fazendo exatamente aquilo que criticamos nelas há tão pouco tempo.

Para começar, as mães criticam umas às outras. Podem até não se recriminar em voz alta, mas fazem isso em pensamento. Toda mãe acredita que está agindo certo e, se outra pessoa fizer aquilo de modo diferente, está errado. Sei disso porque já ouvi o que elas dizem e porque também sou culpada. Embora não costume dizer nada, monto todo o quadro na minha cabeça: defino que tipo de mãe é aquela, quanto ela ama os filhos e até mesmo o que eles se tornarão! Isso é péssimo, eu sei.

– **ELISSA,** dois filhos, Austin, Texas

Na maior parte das vezes, recriminamos os atos das pessoas não porque eles sejam maus, mas apenas porque são diferentes dos nossos. Em outras palavras, os criticamos para validar nossas próprias escolhas. Isso nos convence de que temos importância e que estamos fazendo um bom trabalho.

O julgamento também pode fazer com que a inveja que às vezes temos de outras mães se transforme num sentimento diferente. Num minuto pensamos: "Ah, Deus, o que eu daria para ter a vida daquela mulher! Ela não precisa trabalhar, tem uma babá, um carro lindo e tempo para passar com os amigos..." No seguinte, pensamos que aquela mesma mãe é a pior pessoa do mundo por passar três horas por dia longe dos filhos enquanto se ocupa de pequenos afazeres e vai à academia. No entanto, depois temos que nos confrontar com o fato de que nós também somos apenas humanos e que a idéia que nosso filho de sete anos tem de céu é passar uma tarde sozinho jogando no computador.

Criei um gráfico na minha cabeça. Sigo à risca a contagem de pontos para permanecer no nível da "boa mãe". Por exemplo, posso ir à manicure à tarde, mas somente se tiver ficado por um tempo com as crianças de manhã.

– **OLÍVIA,** três filhos, Seattle, Washington

Faço de tudo para não parecer que estou trabalhando

Antes de abordarmos a maneira de minimizar o julgamento, vamos dar uma olhada em algumas das razões mais importantes que nos levam a recriminar as pessoas. Fazemos isso para fortalecer a manutenção dos padrões, a conformidade (se a supermãe age assim, então eu também devo agir) e desestimular a pluralidade (a mãe que faz qualquer coisa diferente de mim é uma incompetente). Por esse ponto de vista, é bem fácil entender que a crítica não é positiva para ninguém. Ela nos separa umas das outras e quase sempre nos deixa com uma sensação ruim em relação a nós mesmas. E nos desencoraja a viver da maneira que daria mais certo para o nosso caso, acabando com a criatividade, a flexibilidade e a individualidade – três atributos de que nós, mães, precisamos tanto.

Não temos sequer consciência de quanto somos influenciadas pelas críticas que recebemos, as reais e as imaginárias. Essa questão se evidencia bastante quando se trata do dilema de trabalhar fora ou ficar em casa. As mães que decidem ir contra as expectativas da família tendem a pagar um preço: o de se sentir criticadas.

Sherry conta: "Sinto que sou julgada pela família do meu marido. As irmãs dele não trabalham fora e estão sempre falando sobre quanto é importante que as mães fiquem em casa para cuidar dos filhos e sobre a grande diferença que isso fará naquilo que as crianças se tornarão. Mesmo que essa não seja minha opção nem tenha nada a ver comigo, quero que minhas cunhadas pensem que estou me saindo bem. Por isso me viro do avesso para parecer que fico em casa e que não trabalho fora."

Se eu tiver três filhos, será que vou parecer uma mãe bem-sucedida?

Uma razão pela qual comparamos e julgamos é o fato de que a vida mudou para um grande número de mulheres nas últimas gerações, e a maioria de nós não pode olhar para a própria mãe como modelo. Uma das primeiras coisas que esperavam que fizéssemos após o nascimento das crianças era que as amamentássemos – uma experiência que muitas das nossas mães não tiveram. E algo que não é totalmente intuitivo. Assim, ali estávamos nós com recém-nascidos ainda enrugadinhos no colo à procura de ajuda com amigas e vizinhas. Correu tudo bem, ótimo.

Mas como, pelo amor de Deus, esperavam que descobríssemos como fazer um bebê sugar o leite? Esse fato estabeleceu um precedente: *olhe em volta e veja o que as outras mães estão fazendo.* Muitas mulheres acabaram se programando a primeiro observar como as outras mães estão agindo e, depois, a se comparar com elas. Embora essa abordagem dê resultados para questões universais – como amamentar um bebê e enfaixar um umbigo –, quando se trata de decisões mais importantes – como optar por uma escola para as crianças –, precisamos nos concentrar no que é o melhor para nossa família de modo específico.

> A única razão de eu ter matriculado meu filho no curso preparatório para o pré-escolar foi ter me deixado convencer pela mães do meu grupo. Elas disseram que assim ele avançaria mais rápido e desenvolveria melhor suas habilidades. Na verdade, não era dessa maneira que eu gostaria de passar o tempo com ele, mas não fui segura o suficiente para não seguir a opinião delas.
>
> – AMANDA, DOIS FILHOS, DETROIT, MICHIGAN

Respostas cretinas para perguntas idiotas

Sabemos que devemos "ficar acima dessas coisas", mas, uma vez ou outra, precisamos simplesmente dar uma boa resposta quando nos sentimos criticadas. Veja algumas sugestões para você treinar.

Situação	Resposta
Seu garotinho ainda dorme no berço?	Claro! As últimas pesquisas provam que, quanto mais tempo nós deixarmos as crianças dormir no berço, mais inteligentes elas ficarão.
Ele ainda não aprendeu as letras?	Não, mas já sabe xingar em cinco idiomas. Quer ouvir?
Você deixa sua filha ver TV?	Deixo, sim. E o filme preferido dela é *O exorcista*. Ela imita perfeitamente a personagem da Linda Blair. Você precisa ver.
Seu marido ajuda você em casa?	Não. Eu o deixo o tempo todo trancado no quarto, que é o lugar dele. Ele é meu escravo sexual.
O que você faz o dia todo?	Absolutamente nada. Sento o traseiro no sofá, fico comendo bombons e vejo um filme quando me dá vontade. E você?

Algumas mulheres têm a sorte de contar com irmãs e amigas que moram perto e que as ajudam em situações difíceis. Vimos mães que, mais do que desejarem dinheiro, poder e até mesmo sexo, almejavam morar próximo a seus amigos mais queridos e poder entrar de estalo na casa deles e despejar as crianças sem aviso prévio, sabendo que, quando fosse a vez deles, elas retribuiriam. Para a maioria delas, porém, a realidade é bem diferente: elas não moram nas cidades onde foram criadas, relacionam-se com amigos que fizeram nos últimos dois, cinco ou dez anos. Seus sistemas de apoio são mais recentes e experimentais. Elas trabalharam muito para construí-los e precisaram descartar um monte de "amigos" excessivamente críticos ao longo do caminho.

Só falei com umas poucas mães sobre isso. Acho que essas conversas não acontecem com muita freqüência. A pessoa se coloca numa posição vulnerável quando admite que está deixando a desejar no quesito maternidade e revela isso para alguém que, na sua cabeça, é um sucesso absoluto no assunto.

– **MEREDITH,** dois filhos, Mill Valley, Califórnia

Se fôssemos espertas ao criar sistemas de apoio, procuraríamos mães amigas que não nos julgassem por sermos diferentes, imperfeitas nem por estarmos necessitando de ajuda. Buscaríamos ouvir mulheres que nos dessem bons conselhos sem fazer com que nos sentíssemos intimidadas ou burras. Essas características são especialmente importantes porque, ao contrário do que ocorre com a amamentação, a maioria das tarefas da maternidade não é universal e por isso não se adapta a uma mentalidade-padrão. Se ainda estivermos presas a essa maneira de pensar quando nossos filhos chegarem ao jardim-de-infância, teremos problemas. Começaremos a acreditar que devemos agir do mesmo modo que as outras mães. O resultado é que nos tornaremos competitivas e então faremos coisas que não são apropriadas à nossa situação específica. Foi incrível o que uma mãe nos disse: "Decidi ter três filhos porque isso me faria parecer mais bem-sucedida como mãe em tempo integral, mas, infelizmente, ninguém se importou."

Na maior parte das vezes, as mães escolhem métodos mais simples de validar suas atitudes, porém o mecanismo é o mesmo: buscar essa afirmação no exterior sem desenvolvê-la dentro de si mesmas. E ali estamos nós, usando calças de moletom, sentadas na caixa de areia ou levando os filhos à escola enquanto observamos as mães que trabalham fora – todas muito bem arrumadas e freqüentando cursos para pais – e nos comparamos com elas. Como resultado, acabamos (a) nos sentindo desprezíveis em relação àquela imagem e (b) tentando competir com ela, talvez nos envolvendo num número excessivo de atividades só porque achamos que deveríamos.

Parece bobagem, mas já fizemos isso também. Vestimos calças de moletom e sabemos como é. E também nos matriculamos num curso para pais por acreditarmos que isso nos transformaria em mães melhores. Fizemos tofu mexido. Recortamos letras para ajudar na alfabetização. Faltamos ao trabalho dando a desculpa de que estávamos doentes apenas para termos tempo de fazer brindes de aniversário. Na época, tínhamos consciência de que aquilo era um pouco ridículo, porém até mesmo as mães que sabem que esse comportamento é exagerado têm dificuldade em resistir a ele. Krista, da Pensilvânia, nos contou: "Agora que eles estão indo para a pré-escola, sinto como se eu estivesse voltando para o ensino médio. A pressão das outras mães é imensa. Temos que ser gentis com elas para que nosso filho seja incluído nos programas e nas festinhas. Esse tipo de coisa não tem nada a ver comigo! Pensei que tinha me livrado disso depois que terminei o ensino médio."

A supermãe também tem questionamentos

Uma grande questão para a maioria de nós é a idéia de que devemos ser mães perfeitas. Precisamos ir a todos os jogos de futebol, estimular cada pequeno talento e nunca devemos levantar a voz. Quando, porém (mais uma vez), falhamos em atingir essas expectativas – ou quando isso ocorre com outras mães –, começa o julgamento.

Todas nós podemos admitir que já criticamos injustamente outras mães, sobretudo nas situações em que ainda não tínhamos passado pelo que elas estavam passando. Mesmo assim, só nos sentimos mais loucas e descontroladas quando nos apegamos à idéia de que podemos fazer tudo e com perfeição. Na teoria, já abandonamos a mentalidade da supermãe dos anos 1980, mas não na prática. A supermãe (ou pelo menos seu mito) está viva e passa bem. "Esse é o segredo", nos disse uma entrevistada. "As verdadeiras mães 'supereficazes' não só dormem como têm três horas extras por dia!"

SEGREDINHO INCONFESSÁVEL

Quando minha filha estava com um ano, ela se perdeu de mim. Um desconhecido a encontrou andando sozinha de elevador, para cima e para baixo.

Embora eu não seja uma mãe do tipo maria-vai-com-as-outras, não consigo evitar ser influenciada pelo modo como minhas amigas fazem as coisas. Minha filha, Nicole, está ótima para a idade, mas acho que eu deveria ter uma participação mais ativa na alfabetização dela. Muito desse pensamento é influenciado por uma amiga minha que passa horas ensinando os filhos em casa todos os dias. O garoto dela é um gênio em matemática.

– SARAH, DOIS FILHOS, LOS ANGELES, CALIFÓRNIA

Muitas de nós planejamos o momento de termos filhos, às vezes até mesmo o mês exato, o que nos dá a falsa sensação de que a maternidade é algo que podemos controlar. Não é preciso dizer que, se você tem filhos, provavelmente possui o bom senso de saber que não conseguirá controlar tão cedo sua vida como mãe. Nem adianta tentar: isso também não a tornará mais feliz. Por incrível que pareça, a sensação maior de controle surge quando deixamos essa preocupação de lado. Ninguém é capaz de dominar o humor dos filhos o tempo todo. Não podemos fazer nada para nos assegurar de que eles serão bons nadadores no futuro. Uma das nossas entrevistadas relatou o seguinte: "Tive uma revelação quando o pediatra dos meus filhos me disse que a minha função é prover recursos para eles, mas que nem sempre posso determinar o resultado – por exemplo, se eles vão comer a comida que preparei."

Tive muito medo de ser recriminada quando estava decidindo se deveria sair do trabalho. Pensei: "O que vão achar de mim? Será que vai parecer que estou fugindo da responsabilidade? O que meus amigos irão dizer?"

– **KELLY,** dois filhos, Fairfield, Connecticut

Fazer um número maior de atividades – mais aulas, mais exercícios de alfabetização, mais atividades esportivas – não garante o tipo de pessoas que nossas crianças se tornarão. É claro que gostaríamos que elas ganhassem um Prêmio Nobel e marcassem o gol da vitória na Copa do Mundo, no entanto nada garante que isso vá acontecer. Devemos parar de fingir que o sucesso delas é algum tipo de reflexo das nossas habilidades como pais. Sim, precisamos dar comida, abrigo, assistência médica, educação e toneladas de amor aos nossos filhos. Mas pensar que eles são o que nós os fazemos ser é algo sem sentido que só serve para destruir a individualidade deles, estressá-los e prejudicar todo mundo.

SEGREDINHO INCONFESSÁVEL

Não me lembrei de prender minha filha recém-nascida no assento para bebês do carro. Quando estava chegando em casa, ela quase caiu.

Nos 10 minutos em que eu estava fritando a carne e a cebola, meu filhinho comeu seis lápis de cera

Enfim, estamos habituadas a nos julgar e a fazer isso com as outras mães também. E o que acontece quando agimos assim? Costumamos nos dar o rótulo de "péssima mãe". Esse ciclo julgamento/péssima mãe acontece com muita rapidez e freqüência.

O conceito idealizado de mãe e do seu comportamento nos bombardeia por todos os lados. Uma das nossas entrevistadas, Helena, descreve um caso típico: "Vi na TV que pesquisas recentes demonstram que assistir a programas infantis é muito nocivo para o cérebro das crianças e para o seu funcionamento na idade adulta. Os pediatras falavam sem parar sobre como os pais de hoje não têm idéia de que até mesmo 20 minutos de Elmo por dia podem prejudicá-las. Comecei a suar frio e imediatamente me questionei se era uma péssima mãe."

Umas das minhas amigas voltou a trabalhar logo depois de ter tido bebê. Pensei: "Nossa! Ela poderia pelo menos aproveitar a licença-maternidade. É uma péssima mãe." Eu a recriminei, mas, na verdade, estava mesmo era com inveja.

– **ANÔNIMA,** dois filhos, Nova York, Nova York

Outro fator que nos faz sentir péssimas mães é o problema do jantar. Muitas de nós crescemos em famílias em que todos sempre faziam essa refeição juntos, o que é maravilhoso. Às vezes, porém, mesmo que nosso dia tenha sido ótimo, sentimos como se tivéssemos falhado se não conseguimos nos reunir em torno da mesa à noite. Para algumas pessoas, um jantar em família é uma prioridade. Uma mãe nos disse: "Precisei solicitar permissão ao meu supervisor para chegar mais cedo ao trabalho e sair antes do horário normal para poder estar em casa a tempo do jantar. Às vezes pedimos comida num restaurante, outras vezes comemos pizza congelada, mas percebi que, para minha família, isso é fundamental."

Vale a pena, contudo, pensar se isso se aplica ao seu caso. Crianças pequenas podem sentir fome antes da chegada do pai (ou não gostar do salmão que você se matou para preparar). Assim, há uma chance de que o jantar em família acabe se transformando numa reunião estressante. Uma boa pergunta a fazer a si mesma é: qual é o objetivo da refeição? Comida saudável é algo ótimo e nutrição é importante. No entanto, o que a maioria de nós quer realmente com isso é passar um tempo de qualidade com a família. Talvez a melhor hora para você fazer isso seja depois do jantar, quando todos estiverem sentados no sofá. E não há nenhum mal nisso.

> Algo que aprendi ao longo dos anos é que, quando nos tornamos mães, também nos transformamos na mãe dos filhos de todo mundo, não importa de quem sejam as crianças. Temos a obrigação de cooperar com outras mães. Não sei dizer quantos desconhecidos foram bons para mim me ajudando a criar meus filhos. Alguns colocaram minhas sacolas de supermercado no carro, e eu sempre faço isso agora. Tudo de que precisamos é colaborar umas com as outras.
>
> – **JENNIFER**, CINCO FILHOS, DETROIT, MICHIGAN

Como trabalho fora, para mim é muito difícil preparar e servir o jantar. Nos 10 minutos em que estava fritando a carne e a cebola, meu filhinho comeu seis lápis de cera. "Será que são tóxicos?", pensei. Corri e liguei para o pediatra. É horrível: meu marido e eu quase nos separamos por causa dessa história do jantar, um assunto delicado para nós. Preciso relaxar e aceitar algo menos do que a perfeição.

– **KAREN,** dois filhos, Pittsburgh, Pensilvânia

Dependendo do lugar onde vivemos, sofremos pressões diferentes em relação ao tipo de mãe que devemos ser. Em algumas regiões, as mulheres sentem que devem fazer tudo sozinhas ou pelo menos que precisam passar essa impressão. Veja o que nos disse uma mãe: "Tenho quatro filhos com idade entre dois e dez anos. Nenhuma das minhas amigas tem babá. Temo que, se contratar uma, mesmo que só por algumas horas por semana, elas me vejam como uma fracassada irresponsável. Então faço tudo sozinha. Estou exausta e não tenho nem um segundo sequer para mim mesma, mas acho que, ainda assim, essa é a melhor alternativa."

Em outros lugares, as pressões são exatamente opostas. Por exemplo, várias mães que vivem em grandes cidades nos falaram sobre a pressão para terem trabalhos "significativos". Uma delas nos disse: "Onde moramos, todos se conhecem. Acho que talvez eu, meu marido ou meus filhos venhamos a ser recriminados se eu não voltar a trabalhar. Pensei que encontraria mais compreensão em relação a isso."

Naturalmente, quando se trata dos outros é muito fácil dizer "Pare de julgar!". Os grandes pensadores do mundo têm nos orientado a fazer isso desde tempos imemoriais. "Talvez todas nós precisemos reconhecer que há várias maneiras de sermos 'boas mães'. Não existe apenas um único caminho 'certo', mágico. Ter consciência disso me ajudou muito. Por exemplo, o fato de uma mãe disciplinar o filho dela de um modo que eu não faria não a torna uma péssima mãe, apenas diferente de mim. E isso está correto. Não levo mais para o lado pessoal quando sinto que alguém está me julgando", nos disse Jan, de Boston.

Comecei a perceber quanto julgo outras mães. Os filhos da minha irmã ainda não estão freqüentando a escola, embora já tenham idade para isso. Ela mesma está ensinando as matérias para eles em casa, e eu a critiquei silenciosamente por essa opção. Quando me conscientizei disso, vi que essa atitude só me fazia sentir pior. Agora paro e penso: "Ei, se dá certo para eles, ótimo. Talvez eles saibam de algo que eu não sei." Sempre digo isso quando escuto alguém fazer uma crítica. A maternidade já é difícil demais e não há necessidade dessa pressão.

– **AMÉLIA,** dois filhos, Detroit, Michigan

Se você aparecer nem que seja com um pouquinho de rímel, vou ficar furiosa!

Como combater o julgamento? O mais importante é construir uma rede de apoio genuína para si mesma. Quando conversamos com as mães, ouvimos diversas vezes que a chave para conseguir ajuda verdadeira é ser sincera. Não estamos sugerindo que você comece a contar suas experiências sangrentas de parto para cada mulher acompanhada de uma criança que vir na fila do supermercado, mas que, quando falar com pais amigos sobre suas experiências com a maternidade, comece a dizer a verdade.

SEGREDINHO INCONFESSÁVEL

Deixo minha filha de seis anos ver *Sex and The City* comigo.

Se você ainda não criou um grupo de apoio para si mesma, deve se perguntar se está sendo sincera. Caso ainda esteja cultivando a ilusão de que sua vida é perfeita, as pessoas ao seu redor provavelmente pensarão que você não precisa de ajuda ou que não tem interesse em ouvi-las falar sobre as mil e uma maneiras que estão usando para se virar no dia-a-dia. As mulheres que dizem que tudo está ótimo nos deixam loucas – não somente porque nos fazem sentir mal em relação a nós mesmas, mas porque pensamos que elas só querem aparecer. Uma mãe, Meg, nos confidenciou que se tornou bastante exigente na escolha dos amigos. "Não tenho mais vontade, paciência nem tempo para amizades 'agradáveis' com mulheres. Parece que sou mesquinha, porém espero mais dos amigos agora – não aceito qualquer bobagem."

As mães da nossa geração acreditam que devem ser perfeitas. No entanto, minha mãe diz: "Quando você era criança, eu ficava furiosa toda semana, senão todo dia, e você não ficou traumatizada, ficou? Você quer ser perfeita, mas é humana. É preciso que seus filhos compreendam que você comete erros para que percebam que será natural se eles errarem também.

– **KRISTA,** dois filhos, Yardley, Pensilvânia

Outra mãe nos contou sobre um acordo que estabeleceu. "Fiz um pacto com algumas amigas que vale para quando elas vêm me visitar. Elas não podem usar nenhuma maquiagem, são obrigadas a vestir roupas de malha e moletom, e as críticas não são permitidas. Não falo da bagunça na casa delas e elas não falam da minha. Digo: 'É sério: se você aparecer nem que seja com um pouquinho de rímel, vou ficar furiosa!'"

Descobri que não posso ser tudo para todos. Tenho abandonado círculos de amizades que faziam com que eu me sentisse mal. Todo mundo julga. Minhas amigas que trabalham me recriminam por eu ficar em casa, enquanto outras mães me criticam pelas escolhas que faço no dia-a-dia. Por que elas precisam competir? Ninguém gosta disso. Será que não deveríamos ajudar umas às outras?

– **KELLY**, DOIS FILHOS, FAIRFIELD, CONNECTICUT

O melhor conselho partiu de mim mesma: não há apenas uma maneira correta de fazer as coisas. As pessoas mais críticas são aquelas que não se sentem bem com as opções que fazem. Acabei aprendendo isso e agora não recrimino tanto os outros.

– **LINDSAY**, DOIS FILHOS, BOSTON, MASSACHUSETTS

7 dicas fáceis para controlar o julgamento

1. Comece a se conscientizar dos momentos em que você se julga de forma negativa.

2. Aprenda a desejar o melhor ao seu alcance em vez de querer ser 100% perfeita.

3. Aceite reconhecer seus momentos como boa mãe. Até mesmo as pequenas coisas valem, como passar 10 minutos sozinha com seu filho ou ler um livro para ele.

4. Quando você estiver a ponto de julgar alguém ou a si mesma, pergunte-se por que está fazendo isso. Uma mãe nos contou que decidiu dizer a palavra *juiz* toda vez que tinha um pensamento crítico e ficou surpresa com a quantidade de vezes que isso aconteceu.

5. Se você se pegar recriminando uma mãe, tente se colocar no lugar dela e analise a questão do ponto de vista dessa mulher.

6. Abandone os julgamentos que se baseiam no que passou a ser conhecido como “normal”.

7. Faça com que seu sistema de apoio trabalhe a seu favor. Como uma das entrevistadas nos disse: “Um grupo de mães só é verdadeiro quando alguém chora.”

CAPÍTULO 5

Conto as horas que meu filho fica com a babá e faço questão de passar mais tempo com ele

(Deixe a culpa de lado)

TESTE NÚMERO 5

Quais das seguintes afirmações são verdadeiras (e você gostaria que não fossem)?

Marque as frases que se aplicam ao seu caso.

- ☐ Você grita com seus filhos com bastante freqüência.
- ☐ Você fica contando as horas para sair para trabalhar.
- ☐ Você sintoniza a TV num desenho animado e vai verificar seus e-mails.
- ☐ Você come macarrão instantâneo com as crianças sempre que seu marido viaja.
- ☐ Você consegue ver seu mau humor refletido no rosto dos seus filhos.
- ☐ Você joga as crianças em cima do seu marido assim que ele entra em casa.
- ☐ Você parou de amamentar porque se sentia uma vaca leiteira.
- ☐ Você deixa seu bebê chorar sozinho até dormir.
- ☐ Você joga fora os desenhos das crianças enquanto elas dormem.
- ☐ Seus filhos perguntam: "Por que você está tão feliz, mãe?" quando você está tendo um dia bom.

ESPANTOSO, MAS VERDADEIRO: TENDEMOS A NOS SENTIR CULPADAS por quase tudo o que se relaciona com a maternidade. Seja o que for. Por deixarmos as fraldas na criança por muito tempo, por trocá-las a toda hora. Por irmos buscar um filho tarde da noite numa festinha, por apanhá-lo cedo em outra. Por comprarmos balas para as crianças, por não fazermos isso. Por obrigarmos nossos filhos a ir para a cama cedo, por permitirmos que durmam tarde. Por tirarmos tempo para descansar, por nos descuidarmos disso. É quase milagrosa e bastante destrutiva essa capacidade que temos de nos sentir culpadas. E não estamos sozinhas. Praticamente todas as mães com quem falamos enfrentam esse problema. Uma delas resumiu a questão: "Eu me sinto culpada até por me sentir culpada!"

Por que isso acontece? Algumas argumentariam que somos biologicamente predispostas a desenvolver o sentimento de culpa. Como disse a escritora Erica Jong: "Mostre-me uma mulher que não sinta culpa e eu lhe mostrarei um homem." Acreditamos que a culpa vem das expectativas exageradas. Todo dia, pelo menos na nossa cabeça, ficamos aquém das metas que impusemos a nós mesmas, e isso nos faz sentir mal. Acordamos, corremos de um lado para outro até à noite e depois vamos dormir com um interminável desfile de pensamentos como "Eu deveria ter...", "Eu poderia ter..." e "Eu tenho que...". O resultado disso é vivermos carentes e num estado constante de arrependimento.

A seguir, uma lista parcial das coisas em relação às quais as mães nos disseram que se sentiam culpadas:

- Não ter comido suficientemente bem na gravidez
- Querer um menino
- Querer uma menina
- Odiar trocar fraldas
- Ter tido apenas um filho
- Não ter se ligado ao segundo filho como fez com o primeiro
- Negligenciar o "livro do bebê"
- Voltar a trabalhar
- Sentir que o sexo é uma tarefa obrigatória
- Não dar atenção exclusiva a cada filho
- Não se dedicar o suficiente às datas festivas e aos feriados
- Servir comida pronta no jantar
- Não ler livros o suficiente
- Não economizar o bastante para pagar o estudo dos filhos
- Contratar babás por muitas horas
- Mimar as crianças por passar muito tempo com elas
- Não se ligar o suficiente aos enteados
- Não escovar os dentes das crianças
- Brigar com o marido na frente dos filhos
- Reclamar
- Perder a calma e explodir
- Ler com pressa as histórias para as crianças na hora de dormir
- Sentir-se eufórica quando os filhos caem no sono

A culpa, de certa forma, domina o mundo

Embora nossa culpa se estenda a um número imenso de questões, notamos que ela tende a nos atacar com mais freqüência em momentos específicos.

Uma ocasião muito comum é *quando nossos filhos se comportam mal.* Pode parecer absurdo nos culparmos por eles agirem assim, mas definimos como parte do nosso trabalho materno lapidá-los e transformá-los nas melhores pessoas que puderem ser. Nosso dever, portanto, é corrigir o mau comportamento. Isso significa repreendê-los com firmeza – e naquele exato momento – por estarem sendo desrespeitosos ou apenas irritantes. Às vezes gritamos nesse processo. E logo atrás dos gritos vêm as ondas de culpa.

Outras ocasiões importantes e bastante comuns para a culpa materna são os raros momentos durante o dia *em que deixamos de ser mães.* Nossas entrevistadas disseram que, não importava o que fizessem, sentiam-se culpadas caso parassem de cuidar dos filhos ou de pensar neles, mesmo que fosse durante uma necessária pausa mental, como num almoço com uma amiga. Obviamente isso é uma armadilha, pois, se não nos permitirmos ser mulheres adultas independentes, com certeza ficaremos esgotadas, perderemos o controle e descontaremos em nossos filhos.

Quando eles crescem um pouquinho e começam a entender as coisas, uma nova faceta da culpa entra em jogo: nossos filhos, *de modo intencional,* nos fazem sentir culpadas. Quase todas as mães que já haviam se livrado das fraldas tinham uma história com esse tema. Às vezes era uma criança que as fazia se sentir culpadas por darem muita atenção ao irmão. Em outros casos, um filho as deixava com o sentimento de culpa por trabalharem fora. As crianças atingem uma idade em que começam a nos espremer. "Você já tem mesmo que sair de novo, mamãe?" Essa técnica é eficiente e perniciosa porque completa a culpa que já está nos corroendo.

SEGREDINHO INCONFESSÁVEL

Digo à minha filha que vou voltar em dois minutos quando a coloco para dormir, mas nunca faço isso.

Sinto um fluxo constante de culpa. Ontem eu estava na sala quando meus gêmeos se encostaram em mim, tentando interagir comigo. Devem ter se passado 15 ou 20 minutos antes de eu reparar que Caroline estava me olhando na esperança de fazer contato visual. Quando finalmente a encarei, ela deu gritinhos de alegria. Eu me emocionei e pensei: "Que péssima mãe sou eu, que não presto atenção suficiente nos meus próprios bebês?" A pressão é muito grande.

– **KEIRA**, TRÊS FILHOS, MILL VALLEY, CALIFÓRNIA

Momentos de transição também são notórios pelo surgimento de problemas de todos os tipos, incluindo a culpa materna. O ato de aprontar as crianças para a escola de manhã, de colocá-las na cama à noite e até mesmo de tirá-las do parquinho, tudo isso pode causar estresse a todos os envolvidos. Onde há tensão, há explosões, e, quando elas ocorrem, as mães se sentem mal.

As mães, por sua vez, passam por suas próprias transições, e essas situações também produzem culpa. Algumas mulheres habitam mundos múltiplos em termos físicos, mentais e emocionais.

E pode ser irritante ter que ficar saltando de um para outro o tempo todo. No trabalho, muitas vezes uma mãe funciona em outra velocidade e adota um tom de voz diferente daquele que é usado pela mulher que as crianças conhecem como *mamãe*.

Estou enfrentando exatamente esse problema. Sou mãe de um recém-nascido. Tenho minha própria empresa e, quando estou no computador tentando terminar um trabalho no prazo, o bebê fica chorando e berrando enquanto o outro pequenininho, com ciúmes, se joga no chão num ataque de raiva. Às vezes eu apenas continuo até terminar minha tarefa. Deixo para lidar com a culpa depois. Então paro e penso: 'Ai, meu Deus, o que estou fazendo? Se eu analisar as coisas por uma perspectiva mais ampla, será que isso importa? Não seria melhor esquecer o trabalho e me concentrar nas crianças?'"

– **SHERRY,** dois filhos, Atlantic Highlands, Nova Jersey

Qual é o problema, querida? Eles amam televisão.

Mesmo nos arriscando a parecer afinadas com o conceito "homens são de Marte, mulheres são de Vênus", queremos apresentar com humildade a idéia de que os "papais" não possuem o gene da culpa. Não identificamos uma seqüência cromossômica anormal neles, não fizemos um estudo científico nem nada parecido, mas ouvimos sempre as mesmas histórias. Dar sanduíches para as crianças no jantar? Deixar que vejam TV o dia inteiro? Em geral os homens não se perturbam com essas coisas. E, não somente não queimam neurônios com questões pequenas, como muitos deles também não se preocupam com temas que têm certa importância. Christopher, que fica a metade do dia em casa e assim cuida por mais tempo dos dois filhos, diz: "De vez em quando tenho que deixar o bebê chorar incontrolavelmente no berço enquanto dou um telefonema. As coisas são assim mesmo. Não me culpo por isso."

A pouca culpa que os homens sentem tende a se concentrar em circunstâncias e atos específicos, e não numa vaga idéia de ser um mau pai. De acordo com a Guilt Survey (Pesquisa de opinião sobre culpa), publicada por Julie Bort, Aviva Pflock e Devra Renner em *Mommy Guilt* (Culpa de mãe), duas vezes mais pais do que mães relataram não sentir culpa em relação à criação dos filhos. Os que a sentiam costumavam associá-la a questões concretas e identificáveis (como hábitos alimentares e desempenho escolar), enquanto as mães se preocupavam com sutilezas e emoções. O resultado? Em geral, os homens se mostram frustrados em relação à paternidade, porém é raro sentirem culpa. Um homem que joga sem querer uma bola de futebol na cabeça da filha se sentirá culpado, mas provavelmente não questionará suas escolhas nem tomará o incidente como uma referência de sua competência como pai.

Concordei em recomeçar a viajar a trabalho quando minha segunda filha tinha quase um ano. Quando voltei para casa, ela nem sequer olhava para mim. Sentiu muita raiva porque meu leite havia praticamente secado. Estamos tendo um grande problema de relacionamento. Ela fica empurrando travesseiros para o meu colo. Ainda não anda nem fala, mas sabe muito bem como me fazer sentir péssima.

– **LIZ,** dois filhos, São Francisco, Califórnia

Há também um caso interessante a considerar: o do pai que cumpre sua função com a grandeza de um super-herói e o efeito que isso tem na culpa sentida pela mãe. Todas nós deveríamos ficar felizes por termos um marido que divide igualmente as tarefas domésticas, ainda mais quando se trata de alguém que entra pela porta no fim do dia cheio de energia positiva. Porém, e se nós parecermos rabugentas se comparadas a ele? Se não conseguirmos estar à altura das expectativas de sermos mães zelosas e divertidas? O pai super-herói faz surgir a pergunta: "Que diabos há de errado com a mamãe?" Uma das nossas entrevistadas admitiu que seu marido era um pai tão dedicado que isso a fazia se recriminar: "Se meu marido não tira um tempo para ele e eu tenho necessidade de fazer isso, acabo me achando uma fracassada quando paro para respirar e, é claro, culpada."

> Eu me sinto culpada quando chego em casa do trabalho a mil por hora e minha cabeça ainda não está sintonizada com as necessidades dos meus dois garotinhos. Acabo explodindo à toa. Então penso: "Que tipo de mãe sou eu? Não faz nem cinco minutos que estou aqui!"
>
> – **ASHLEY**, DOIS FILHOS, MINNEAPOLIS, MINNESOTA

Você se sente culpada em relação a *quê?*

A primeira e mais importante pergunta a se fazer quando você se sentir culpada é: "Será que essa culpa tem fundamento?" Em tese, a culpa deveria ser aquela voz na nossa cabeça nos avisando de que cometemos um erro. Às vezes, ela nos diz algo significativo, como "Mexa-se!". Em outros casos, porém, não sabe a hora de sair de cena.

Tenha cuidado se você se considerar culpada por tudo. A culpa isolada em relação a algo muito específico, como não cumprir uma promessa feita a uma criança, é muito mais justificada do que ficar se martirizando por todas as pequenas coisas que você fez (ou não) naquele dia. Teme que colocar as crianças para ver TV enquanto você verifica os e-mails pode arruinar a vida delas? Fica obcecada em servir cenoura por cinco noites seguidas?

Respire fundo. A maternidade tem a ver com amor, e não com desempenho. Relaxe.

> **SEGREDINHO INCONFESSÁVEL**
>
> **Concordamos em não ter TV em casa. No instante em que meu marido viaja, eu tiro a televisão de 14 polegadas do esconderijo e alugo uns vídeos para meus filhos.**

Uma boa maneira de começar a fazer isso é escutar racionalmente todos esses pensamentos loucos que ficam correndo para lá e para cá na sua cabeça. Vamos supor que você tenha se esquecido de comprar sapatilhas de balé num tamanho maior para sua filha. Sua mente pode começar a falar assim: "O quê?! Não acredito! Como pude fazer isso? Mais uma vez, Bebel vai ficar com os pés doendo na aula. E, é claro, a professora achará que não sou uma boa mãe. Será que não sou mesmo? Talvez eu não devesse trabalhar fora. Estou ocupada demais para ser uma boa mãe. É, mas se eu fizer isso, quem vai pagar as contas?"

Eu me sentia terrivelmente culpada por tudo até que meu marido me disse: "Pense em quantas pessoas de gerações mais antigas foram ignoradas pelos pais!" Quase todo mundo ignorava os filhos. Como não sou doida de pedra, é provável que crie filhos normais. A verdade é que estou fazendo um excelente trabalho. Mesmo se os deixasse ver TV o tempo todo, ainda assim ficariam bem. Então tento relaxar um pouco. Eles não serão perfeitos, mas também não serão um fracasso.

– **KIM,** três filhos, Madison, Nova Jersey

Sim, num mundo ideal, você teria se lembrado de comprar as sapatilhas. Mas isso não é razão para pensar que não é uma boa mãe nem que deveria sair do emprego. Uma ótima forma de se controlar é se perguntar: "Será que posso fazer alguma coisa em relação a isso?" Essa é uma questão que vale a pena levantar. Costumamos nos sentir culpadas por fatores que não podemos controlar o tempo todo. E também quando outra criança trata nosso filho mal. E ainda quando está chovendo demais ou muito quente para sairmos com eles para brincar. Todas essas são circunstâncias que não temos como dominar. Portanto, corte cada uma delas pela raiz e dê uma chance a si mesma.

No entanto, e quando se trata de algo que você pensa que deveria controlar, como uma criança mal-educada? Sentimos culpa quando nossos filhos aprontam. De fato, há momentos em que devemos assumir a responsabilidade pelo mau comportamento deles – por exemplo, quando ficam gritando durante um casamento. Na maior parte das vezes, porém, não podemos nos esquecer de que eles não são nossas marionetes. Nós não os controlamos. Eles não são um reflexo perfeito de nós mesmas. Sim, precisamos ensinar-lhes as boas maneiras básicas, além de fazer o melhor que pudermos para evitar que acabem com os bons momentos das outras pessoas. Mas – e muitas mães têm dificuldade em acreditar nisso – *não somos responsáveis por tudo o que nossos filhos fazem.* As conquistas deles são, em grande parte, as conquistas *deles.* Os defeitos deles são os defeitos *deles.* Se uma das nossas crianças der um ataque em meio a um jantar, não devemos nos sentir culpadas por isso. Estressadas? Irritadas? Com certeza, mas não culpadas.

É verdade, há momentos em que nos comportamos mal como mães, e, nesses casos, a culpa é justificada. Isso acontece com todas nós, e ninguém precisa se envergonhar tanto assim. Mas, se você tiver realmente cometido um erro, é normal que se sinta mal. Com base na nossa experiência e nas entrevistas, constatamos que essas situações ocorrem com mais freqüência quando estamos cansadas e sob grande pressão. O melhor seria, de cara, evitar tanto desgaste. No entanto, se "pisarmos na bola", poderemos aprender com o erro e procurar não repeti-lo. Uma mãe de dois filhos, de Nova York, admitiu: "A única vez que bati no meu filho foi nas férias, quando meu marido estava trabalhando. Foi horrível. Cresci numa família em que apanhávamos sempre. Naquele dia corri para o banheiro e vomitei."

Não faz mal se perdermos a paciência. Acontece com todas nós.

– **SARAH,** dois filhos, Los Angeles, Califórnia

Comecei a treinar para a maratona porque precisava fazer alguma coisa. Costumo me sentir mal porque meu marido chega em casa e eu digo a ele algo como “Vejo você mais tarde!”. Todos precisam de mim. Eu me sinto culpada por sair, claro. Nos últimos tempos estava me colocando no fim da fila. Agora, quando estou num mau dia, pego minha amiga, saio para correr e fico mais feliz.

– **CHRISTY**, UM FILHO, RICHMOND, VIRGÍNIA

Quando estou com TPM e durante minha menstruação, tenho mais explosões de raiva. Fico muito grosseira, e a culpa que sinto é horrível. Acabo me considerando uma péssima mãe, mas já aprendi que posso dizer a eles: "Estou num dia ruim. Não sou perfeita e peço desculpas pelo que fiz." Há pouco tempo meu filho me perguntou se eu estava num dia ruim. Respondi: "Muito obrigada por entender isso." Ser sincera com as crianças em relação a esse assunto ajuda muito.

– KRISTA, DOIS FILHOS, YARDLEY, PENSILVÂNIA

10 dicas fáceis para a maternidade (quase) sem culpa

1. Dê uma olhada em suas prioridades. Pergunte-se se precisa mesmo fazer tudo o que faz. Não dá para querer que seu marido, seus amigos, seus filhos e você fiquem felizes o tempo todo. É simplesmente impossível.

2. Concentre-se nas coisas importantes (por exemplo, será que está dando carinho suficiente ao seu filho?) e abra mão de pequenas coisas que podem fazer você pirar (será que comprei a boneca certa para ela?).

3. Faça a si mesma as seguintes perguntas:
   - Minha culpa tem fundamento?
   - Será que eu ou meu filho vamos nos importar com essa questão daqui a um ano?
   - Que lugar esse assunto ocupa na estrutura geral de valores da nossa família?

4. Comece a identificar seus limites pessoais. Seu pavio fica mais curto se você não tiver almoçado? Você perde a paciência quando não dorme bem?

5. Defina-se com base em seu melhor momento, e não no pior. Lembre-se de algo que fez bem no dia e concentre-se nisso.

6. Descubra se sua culpa é relevante. Uma mãe teve a seguinte idéia: toda vez que se sentir culpada por algo que tenha feito, substitua a palavra culpa por arrependimento. Por exemplo: "Estou com um sentimento de culpa por ter ido à musculação."

Você se arrepende de ter ido se exercitar? Se a resposta for negativa, sua culpa é infundada.

7. Se sua culpa for justificada, faça o que for necessário para consertar as coisas e siga em frente. Não há benefício nenhum em ficar remoendo o assunto.

8. Não se deixe levar quando alguém tentar fazer com que você se sinta culpada. Por exemplo, um amigo pode perguntar: "Seus filhos realmente agüentam passar tanto tempo assim na creche?" Reconheça essas atitudes como o que elas são de verdade: tentativas de manipulação.

9. Mantenha os limites que tiver estabelecido. Sempre. Se sua regra é permitir que as crianças vejam 30 minutos de TV por dia, não se sinta culpada em dizer-lhes não quando pedirem mais. Aprenda a aceitar o fato de que você será responsável por muitas das lágrimas dos seus filhos.

10. Conscientize-se de que não há problema em ter prazer sem sentir culpa.

CAPÍTULO 6

Queremos um manual, não somos telepatas

(Diga ao seu marido do que você precisa)

TESTE NÚMERO 6

Você ama seu marido para valer, não há dúvida. Apenas acha algumas coisas surpreendentes. Por exemplo:

Marque as frases que se aplicam ao seu caso.

- ☐ A idéia que ele tem de dividir igualmente o trabalho é trocar uma fralda. Uma vez por semana.
- ☐ Ele não entende por que você não quer fazer amor com ele todo dia.
- ☐ Ele não é capaz de fritar um bife *e* vigiar as crianças.
- ☐ Ele raramente diz "Obrigado" ou "Sou grato por você...".
- ☐ Na cabeça dele, limpar a casa é guardar os próprios sapatos.
- ☐ Ele tem certeza de que seu trabalho é mais fácil do que o dele.
- ☐ Ele não faz a mínima idéia de como escovar os dentes das crianças, dar comida a elas e mandá-las para a escola na hora certa de manhã.
- ☐ Ele é capaz de consertar o computador, mas não consegue encher de novo o saco de fraldas.
- ☐ Ele tem a ousadia de dizer a você que acha a babá bonitinha.
- ☐ Ele continua a fazer as palavras cruzadas do jornal até mesmo quando a casa está no mais perfeito caos.
- ☐ Ele se refere a um filho que o irrita como "seu filho".

ESTÁ NA HORA DE DEDICAR UM CAPÍTULO A NOSSOS TERRÍVEIS maridos. Centenas de livros já foram escritos sobre o casamento, portanto não podemos nem sonhar em abordar todos os problemas conjugais neste pequeno espaço. No entanto, em nossa missão de aumentar o prazer com a maternidade e de termos a vida mais plena e feliz que conseguirmos, constatamos que devemos tentar compreender esses companheiros. A paternidade também não tem sido fácil para eles.

É verdade que este é um livro sobre os desafios de uma mãe contemporânea. Também é correto dizer que nosso objetivo é ajudar você a pôr em ordem todos os seus papéis conflitantes. Mas nossos maridos, coitados, se casaram conosco, o que nem sempre significa estar num mar de rosas. As mesmas coisas que nos causam desequilíbrio e ansiedade como mães dificultam a paternidade para eles.

Como parte da tentativa de compreender melhor a realidade desses homens que são pais, conversamos com um grande número deles e ouvimos depoimentos sobre vários daqueles temas que angustiam as mães. Eles falaram bastante sobre a pressão para serem bons pais, bons maridos e bons provedores. Alguns disseram que, como nós, se sentem perdidos, como se não tivessem modelos adequados pelos quais orientar a própria vida. Tudo isso faz sentido. Hoje, os papéis atribuídos aos sexos são muito menos definidos do que há algumas décadas. Muitos homens da geração dos nossos pais não trocavam uma única fralda. Desnecessário dizer que esse não é um padrão realista, muito menos compatível com o modo como a maioria dos pais vive atualmente.

Quando falamos com os homens sobre a paternidade nos dias de hoje, nos concentramos em compreender a perspectiva deles e em descobrir como o que nós mães vivenciamos os afeta. Descobrimos que essas são as questões em relação às quais podemos melhorar e que temos a responsabilidade de tentar resolvê-las. Esses problemas, para nosso constrangimento, não são banais. Nossos maridos precisam lidar com coisas como o perfeccionismo louco que perseguimos e com a visão constantemente mutante que temos do que seja "paternidade e maternidade em bases iguais". E, caso você seja um homem que está lendo isto porque sua mulher pediu, também gostaríamos de nos desculpar e explicar. Não somos as mesmas mulheres que éramos quando fisgamos vocês. Estamos mais explosivas. Nossos pavios estão mais curtos agora.

Temos filhos.

É apenas nossa imaginação fértil

A falta de comunicação e as fantasias erradas – está bem, as ilusões – são o principal fator para o estresse que alguns homens e mulheres causam uns aos outros como pais e mães. Algumas das nossas expectativas são, na verdade, apenas projeções, ou "expectativas imaginárias". Por exemplo, você pode pensar que seu marido deseja secretamente uma refeição de quatro pratos na mesa toda noite ou ter a ilusão de que ele quer que você seja sempre uma pantera na cama. Muitas de nós imaginamos que nossos maridos nos recriminam por não sermos mais produtivas durante o dia. Então, por exemplo, ele chega do trabalho, abre a geladeira e pergunta na maior inocência: "Não tem requeijão?" Ficamos arrasadas e choramos nos recriminando por não termos ido ao supermercado, pensando que ele deve estar insinuando que não estamos fazendo nosso trabalho direito, o que é mero fruto da nossa imaginação fértil. Coitado do cara.

SEGREDINHO INCONFESSÁVEL

Sempre que meu marido deixa coisas espalhadas pela casa, eu as tranco no armário. E aí ele pergunta: "Você viu meus sapatos?", "Viu minha carteira?".

A verdade é que todas nós mudamos mais do que gostaríamos de admitir desde os tempos em que nos arrumávamos para nossos primeiros encontros românticos (só Deus sabe quantos anos atrás). Também podemos estar tão fora de sintonia com nosso próprio eu e com eles que fazemos suposições erradas sobre as necessidades e os desejos dos nossos maridos.

Então, um primeiro e importante passo em direção a compreender o que está acontecendo com o pai dos seus filhos é descobrir *quem é esse cara.* A transformação de marido e mulher em pai e mãe tem um impacto profundo na nossa identidade. As prioridades mudam. A dinâmica do lar também. Algumas felizardas entre nós funcionam muito bem sob pressão, mas a maioria se torna mais impaciente, intransigente e propensa a explosões.

Abrindo mão das expectativas

Assim como precisamos controlar as expectativas insanas que temos em relação a nós mesmas como mães, também devemos limitar aquelas que se referem aos nossos maridos. A maternidade e a paternidade, como todos nós sabemos, podem acabar não sendo exatamente como imaginamos. Os homens com quem nos casamos têm seu próprio estilo como pais – às vezes encantador, às vezes enlouquecedor.

Quando conversamos com as mulheres sobre o desempenho dos seus maridos como pais, elas nos falaram sobre uma série de surpresas agradáveis e também sobre muita incerteza quanto a quem são realmente esses homens com quem dividem o teto.

- "Acreditava que meu marido queria que eu fosse uma mãe em tempo integral, mas agora parece que temos opiniões diferentes."
- "Levou uns bons dois anos até que ele assumisse o papel de pai. No começo isso foi surpreendente e muito doloroso."
- "Eu pensava que ele seria mais disciplinado com as crianças."
- "Meu marido se tornou uma pessoa obcecada em registrar os bons momentos com nossos filhos. Ele anda com a câmara fotográfica grudada na mão."
- "Esperava que meu marido acordasse durante a noite para trocar uma fralda, pelo menos de vez em quando."
- "Agora que temos um bebê, pensei que ele viria para casa às seis horas na maioria das noites. Acontece que as prioridades dele parecem não ter mudado muito."

A questão principal em torno do exercício conjunto e feliz da paternidade e da maternidade é a mesma que envolve a felicidade com a maternidade individual: as expectativas. Para melhor ou para pior, tínhamos certas expectativas em relação à atuação dos nossos maridos como pais (e eles, é claro, possuíam outras tantas em relação a nós). E algumas delas não foram atendidas.

Não há uma receita mágica para atenuar esse problema. Leva tempo para aceitarmos a realidade, porém o mais importante é conversarmos abertamente sobre as expectativas que temos, as dificuldades que enfrentamos e nossas necessidades para que possamos viver em paz o cotidiano, que já é difícil demais por si só.

O simples ato de falarmos – seja todos os dias, seja uma vez por semana – sobre nosso desempenho como pais e nossas expectativas em relação ao outro pode proporcionar um enorme alívio e pavimentar nossa estrada para o sucesso. Você acha que ele espera que você fique em casa com as crianças? Tem certeza? Já lhe perguntou isso? Será que ele sabe que você está tão irritada porque esperou em vão que ele se levantasse para olhar o bebê durante a noite? Um casal que conhecemos brigava sem parar nas férias porque o marido usava o celular a todo momento, fazendo com que a mulher tivesse vontade de quebrar o aparelho na cabeça dele. Ela nos contou: "Por fim, conversamos e estabelecemos uma regra: ele poderia tratar de trabalho das duas às três horas da tarde. Só o fato de enquadrar essa expectativa mudou completamente o clima das nossas férias em família."

> **É da natureza humana criticarmos uns aos outros. No entanto, quando estou a ponto de julgar alguém, tento olhar para mim mesma e me perguntar por que estou com vontade de fazer isso. Deve ter alguma coisa a ver comigo.**
>
> – **SHANNON**, DOIS FILHOS, SÃO FRANCISCO, CALIFÓRNIA

Sessão de queixas

Está bem, amamos nossos maridos. Mas, aqui entre nós, precisamos tratar de algumas questões. Bem, talvez de muitas.

Quem é esse cara e por que ele está na minha casa?

Nas entrevistas, ouvimos que muitas mães morrem de medo de cair em papéis tradicionais. Esse simples pensamento provoca raiva e ressentimento em relação aos maridos. Por exemplo, Amy disse: "Não me importo em ser mãe, mas quando sinto uma insinuação do tipo 'Amélia' me dá vontade de sair correndo. Racionalmente sei que ele está fazendo a parte dele. No entanto, quanto mais dou de mim, mais sinto que estou perdendo minha identidade."

Não queremos ser "consertadas"

Homens gostam de resolver problemas. Isso é ótimo quando alguém precisa descobrir por que a porta do armário está emperrada, porém somos pessoas – e sensíveis. De vez em quando só queremos ser compreendidas, mais nada. Ou ouvidas. Ou receber provas de solidariedade. Não estamos sempre buscando soluções. Nem tudo necessita de mudança. Às vezes, na verdade com bastante freqüência, só desejamos que nossos maridos nos ouçam. Não é preciso que peguem o martelo.

Alguém tem que aprender o conceito de justiça

O quê? Como é possível que uma divisão meio a meio não seja mais um padrão justo? Muitas de nós pensávamos que tínhamos relacionamentos igualitários até descobrirmos que, desde o nascimento das crianças, nossos casamentos entraram em esquemas mais tradi-

cionais. Até mesmo as mulheres que têm relacionamentos modernos são perseguidas pela sensação de que parecem fazer mais do que seus companheiros. Um marido que assume 30% dos cuidados com os filhos ou das tarefas domésticas se considera um herói, mas uma esposa que fica com 70% delas pode se sentir uma escrava.

Por que precisamos pisar em ovos?

Às vezes simplesmente continuamos a fazer tudo. Não chegamos sequer a permitir que nossos maridos nos ajudem porque temos medo do que poderá acontecer. "Ele vira um pesadelo quando dorme pouco", "Ele fica tão rabugento quando não faz ginástica"... Então, colocamos no rosto aquela expressão de quem está muito bem-disposta, mesmo estando exaustas. A verdade é que temos medo de pedir qualquer coisa a eles temendo um ataque de raiva, o que seria pior do que assumirmos o leme sozinhas mais uma vez.

Apague a luz e, por favor, pare de me agarrar

Por que ninguém está satisfeito? Muitas de nós nos sentimos pressionadas a continuar a ser a mesma pessoa que éramos antes de termos filhos. Então, se nossa libido está em baixa, se não possuímos mais a mesma energia nem o mesmo desejo, nos consideramos um fracasso. Por outro lado, o que acontece quando estamos a fim e nossos maridos, não? Em geral, nos sentimos inseguras e rejeitadas. O quê?! Não somos mais tão desejáveis quanto éramos antes? Ainda estamos tentando avaliar o que é normal nesse assunto complicado. Todas nós temos amigas que (segundo elas) fazem sexo todos os dias. Então, o que há de errado conosco? Por que não estamos fazendo isso também? O tiro de misericórdia é o frenesi da mídia em torno das mães célebres e "gostosonas" que recuperam a forma em duas semanas. E realmente não vemos nenhuma graça em encontrar revistas masculinas com top models seminuas na mesa-de-cabeceira ou na bolsa de ginástica dos nossos maridos.

Por que é tão difícil dizer obrigado?

Será que é tão difícil dizer "Obrigado por ter feito o jantar"? Ou "Obrigado por cuidar tão bem das crianças"? Ao mesmo tempo, somos culpadas por não agradecermos mais aos nossos maridos por tudo o que eles fazem. Todas as entrevistadas afirmaram isso. Uma delas disse: "Gostaria de ouvir 'Obrigado por tudo o que você faz todo dia' ou 'Obrigado por cuidar disso'." Eles nunca poderão ser gratos o suficiente pelas pequenas coisas que resolvemos diariamente. "Digo ao meu marido que seria legal receber um agradecimento por eu guardar suas tralhas. Ele responde: 'Nem reparei que você tinha feito isso' ou 'Não sabia que precisava dizer alguma coisa.' Bem, agora você sabe."

Os primeiros dois anos com nossos filhos representaram uma grande mudança para nós como casal. Precisei voltar atrás e me lembrar por que me apaixonei por meu marido e, depois, reconhecer que ele se tornou um homem diferente após o nascimento dos nossos filhos e que não há nada de errado nisso.

– **TRACEY,** três filhos, Indianápolis, Indiana

SEGREDINHO INCONFESSÁVEL

Não sei pedir ajuda ao meu marido. Só sei gritar com ele.

Volto para casa e me sinto como um estagiário em período de experiência

Então, o que os maridos têm a dizer a seu favor?

Assim como nós, eles têm a sensação de que estão deixando a desejar, decepcionando as pessoas e se exaurindo com a rotina massacrante.

A verdade é que as experiências dos nossos maridos são semelhantes às nossas em vários aspectos. Os pais de hoje, assim como as mães, estão sob o efeito de uma enorme sobrecarga: pressão para construírem carreiras bem-sucedidas, pressão para serem pais presentes e atuantes, pressão para apoiarem emocionalmente suas mulheres, pressão para colaborarem nas tarefas domésticas. Além disso, estão se sentindo esmagados pela pressão de tentar nos satisfazer e corresponder às expectativas que criamos em relação a eles. Para piorar as coisas, quando voltam para casa, para o ambiente doméstico do qual nós somos as chefes, nos encontram num estado caótico.

Será que eu não quero estar sempre com minha família, ajudando, curtindo a companhia deles? Claro que sim. Essas são pressões que, provavelmente, os pais da década de 1950 não tinham. Acho que eles não sobreviveriam hoje.

– **JACK,** dois filhos, Farmington Hills, Michigan

Não estamos falando apenas fisicamente de todos aqueles biscoitos cuspidos e pisados. Muitas vezes, transferimos a angústia que sentimos em relação à nossa vida profissional ou à inexistência dela para nosso papel de mãe-diretora e executiva da casa. Nem sempre nossos maridos compartilham nossa visão (por exemplo, de que a casa precisa estar perfeita o tempo todo, mesmo com bebês e crianças pequenas; de que as crianças devem ser supervisionadas em relação aos estudos e de outros modos). Nem deveriam pensar dessa forma. Seria anormal. No entanto, ignorar o modo como encaramos a realidade pode desencadear nossa ira. Um pai afirmou: "Chego em casa e parece que estou em outro emprego onde sou o estagiário em experiência, esperando ser contratado. Não me sinto valorizado. Tento ajudar, mas, se eu não fizer as coisas do jeito dela, é como se estivesse fazendo tudo errado."

Assim como nos comparamos com outras mães, também comparamos nossos maridos com outros. Não com os maus, e sim com os que fazem tudo o que desejamos que os nossos fizessem, o que, é claro, piora a situação. Pensamos, por exemplo: "O marido da minha melhor amiga levou os dois filhos pequenos à Disney sozinho, arrumou as malas para eles e tudo o mais. Como eu ficaria feliz se o meu fosse capaz disso também." Esse tipo de raciocínio só faz com que nossa raiva silenciosa aumente e que, por fim, nossos maridos sofram nossa ira. Um pai disse: "Embora minha mulher não diga nada diretamente, ouço seus pequenos comentários sobre aquele pai que prepara o café da manhã todo sábado e sobre aquele outro que arruma as crianças e as leva para passar o dia na praia. Sabe de uma coisa? Não sou esse tipo de pai."

Talvez nossos maridos estejam fazendo de propósito

Da mesma forma como criamos expectativas exageradas em relação ao nosso papel de mães, costumamos extrapolar quanto ao que seja um "bom pai". Sabemos que estamos erradas e que precisamos nos controlar, no entanto possuímos algumas expectativas cristalizadas e uma longa lista de pequenas insatisfações. Não entendemos, por exemplo, como eles podem ler o jornal enquanto as crianças brincam entre seus pés. Não compreendemos como o mesmo homem que consegue fazer malabarismos com várias contas no trabalho nos pergunta como passar xampu nos cabelos das crianças. Compreendemos que as pessoas têm modos diferentes de interagir com os filhos, mas será que o canal de esportes é um dos melhores? E será que os homens ficam mesmo surdos enquanto dormem? Como podem não ouvir aqueles gritos de bebê de madrugada?

Alguém poderia argumentar que as "infrações" mencionadas – ler o jornal, assistir à TV e estar com sono – são tentativas dos nossos maridos de limitar a quantidade de tempo e energia que sentem que devem investir. Estabelecer limites razoáveis seria a atitude mais lógica a tomar. Se tivéssemos um pouco de bom senso, nós mesmas faríamos isso.

Às vezes, quando volto para casa, vejo que ela não fez nada. Ainda por cima, joga as crianças em cima de mim porque está completamente fora de si. Que coisa! Preciso trabalhar, não tenho uma babá no escritório que me dê flexibilidade para tratar de assuntos pessoais, e aí chego em casa e encontro aquilo? Se você já se mata de trabalhar o dia inteiro, depois sua família o arrasa e ainda vem o fim de semana, seu sofrimento não acaba nunca.

– **GARY,** dois filhos, Ross, Califórnia

Que tal tentar aprender uma coisa ou duas com o pai dos seus filhos em vez de agir de modo antagônico? O que aconteceria se você colocasse um DVD para as crianças para que pudesse terminar de ler um livro? E se deixasse de lado os banhos à noite e saísse para tomar um sorvete? E se fingisse não escutar o choro do bebê de madrugada?

Direto do campo de batalha

O que elas têm a dizer:

Meu marido entra em casa e diz imediatamente: "Está bem, todos se acalmem! Todos parem de gritar!" Dá para acreditar?

– **SAMANTHA**, três filhos, Filadélfia, Pensilvânia

Sei que não demonstro reconhecimento suficiente por tudo o que o meu marido faz. Num casamento com filhos, muitas vezes só espero um pouco de gratidão por ter ficado acordada durante toda a noite, por participar de uma reunião por telefone às oito horas da manhã, por escrever um montanha de e-mails e por organizar uma festa de aniversário em casa. Mas os homens também são assim. Na cabeça de Steve, ele está fazendo alguma coisa pela família, pela casa. Tanto faz se está preparando um suco ou pintando a sala, ele provavelmente acredita que não está sendo reconhecido. Não quero que ele pense que merece um crédito extra. Espero que sinta que isso é parte do seu trabalho.

– **SHERRY**, dois filhos, Atlantic Highlands, Nova Jersey

O mantra do meu marido é "Esposa feliz, vida feliz". Ele consegue identificar o que me deixa alegre e satisfeita e investe nisso.

– **DENISE**, três filhos, San Diego, Califórnia

A experiência tem me mostrado que o papel da mãe é completamente diferente. Eu coordeno e supervisiono tudo o que diz respeito à vida dos nossos filhos – suas rotinas, as coisas que devem ser feitas. Mas preciso dizer ao meu marido: "Será que você pode dar um banho nas crianças?" Ele é capaz de ficar um dia inteiro com um dos meninos, voltar para casa e se esquecer de dar comida a ele.

– **KELLY**, dois filhos, Tempe, Arizona

O que eles têm a dizer:

Sinto-me pressionado a agradecer a ela por cuidar da casa, mas nunca ouço um obrigado por trabalhar tanto.

– **JACK**, dois filhos, Farmington Hills, Michigan

Minha mulher acha que eu deveria saber exatamente o que fazer sem que ela precisasse me pedir. Por exemplo, ontem, enquanto me arrumava para irmos ao parque de diversões, pensei estar fazendo tudo certo, mas acho que não foi bem assim. Eu disse: "Vamos comprar os lanches por lá mesmo porque não deu para preparar nada para a gente levar." Não adiantou. Sei que ela pensou: "Você é competente o bastante para fazer cirurgias complicadas, então por que diabos não conseguiu aprontar os lanches?"

– **PAT**, três filhos, Madison, Nova Jersey

Só quero aquela mulher de volta. Aquela que me deixava louco. Tudo o que espero é que ela me deseje.

– **EVAN**, três filhos, San Diego, Califórnia

Acho que minha mulher entende grande parte do que eu enfrento. Jamais poderei estar no lugar dela. Ela também nunca conseguirá se colocar verdadeiramente no meu lugar. Podemos tentar nos solidarizar um com o outro.

– **MARK**, dois filhos, Detroit, Michigan

Quando chego do trabalho, minha mulher salta sobre mim com um milhão de perguntas. Consegui pedir a ela que esperasse até que as crianças fossem para a cama. Depois, garanti, poderíamos passar 10 minutos falando sobre o que temos a fazer. Isso tornou nossa rotina da noite muito mais feliz.

– **TOM**, dois filhos, Kauai, Havaí

Eles querem um manual

Quando confrontados com a tarefa hercúlea de serem bons chefes de família, muitos homens nos disseram a mesma coisa: querem um manual. Eles entendem e aceitam o conceito da igualdade entre os sexos. Sabem que não devem se comportar como seus pais. Apenas ignoram como aplicar isso na prática. Os homens não querem ficar recebendo ordens, mas desejam saber o que as mulheres esperam deles. Um pai declarou: "É só nos darem um manual. Não somos telepatas."

Em nossa opinião, porém, isso é bastante inconveniente, pois as mães em geral consideram difícil pedir ajuda, quanto mais escrever instruções para tudo. Admitimos que a vida de todos seria melhor se pudéssemos simplesmente dizer sem irritação: "Ei, amor, você pode pegar o sanduíche, o suco e a mochila da Cris enquanto escovo os dentes?" Mas vamos ser realistas: será que é tão difícil assim para um homem ler as instruções no rótulo da lata de leite infantil? Será que precisamos produzir um documento impresso antes que os homens se conscientizem de que as louças sujas não vão entrar sozinhas na lavadora?

Sofro pressão em todas as áreas da minha vida. Para comprar a casa que queremos, tenho que dar o máximo de mim no trabalho. Esperam que eu seja um pai presente, que assista a todos os jogos de futebol do meu filho e que compareça a todas as reuniões na escola da minha filha. Para minha mulher, ainda não participo da vida deles o suficiente.

– **BILL,** dois filhos, Chicago, Illinois

Para piorar os conflitos conjugais, muitos homens constroem sua própria definição de ajuda. Por exemplo, eles consideram que estão colaborando quando dirigem quilômetros para comprar um parafuso, enquanto, na realidade, nós só queremos duas mãos extras que levem as crianças para fora de casa. Mas não dizer aos nossos maridos o que desejamos e esperar que eles sejam clarividentes pode levar a suposições erradas e ao ressentimento. "Minha esposa tem tanta raiva reprimida que 'explode' por qualquer coisinha que eu não faça do jeito certo ou que eu deixe de fazer. E o mais difícil para mim é que, na maior parte do tempo, não tenho a menor idéia do que deveria estar fazendo", nos disse um dos entrevistados.

Não suponha que estamos tentando atazanar vocês nem dificultar sua vida. É só que nem sempre percebemos o que vocês estão passando.

– **ROGER,** quatro filhos, Pittsburgh, Pensilvânia

SEGREDINHO INCONFESSÁVEL

Eu trocaria meu marido por uma empregada.

5 dicas fáceis para uma parceria pacífica

1. Conversem sobre suas expectativas. O simples fato de compreendê-las os ajudará a administrá-las e, se necessário, a renegociá-las. Para que vocês possam estabelecer o que cada um espera do outro, falem sobre isso todos os dias ou uma vez por semana.

2. Deixe que seu marido faça as coisas do jeito dele. Provavelmente, ele já tem bastante dificuldade em lidar com suas expectativas, insanas ou não. Tente abrir mão da idéia de que tudo tem que ser como você quer.

3. Conscientize-se de que os homens falam ainda menos do que nós sobre o que sentem (e descobrimos que as mães, na verdade, não estão se manifestando tanto quanto gostariam). Assim como você, é provável que ele se veja sob uma enorme pressão e também "sozinho" em família.

4. Deixe que seu marido a ajude e diga-lhe como fazer isso. Você não precisa escrever um manual, mas, se o mantiver a par das suas necessidades, terá muito mais chances de conseguir o que deseja. E, caso esteja se incumbindo de tudo sozinha, contribuirá para que ele não faça nada. Portanto, em vez de criticá-lo por não colaborar, deixe-o ajudá-la.

5. Se vocês estiverem numa fase difícil, relaxe um pouco. Os maridos melhoram com o tempo. As esposas também. E as crianças crescem. Você entrará no ritmo certo novamente. Muita coisa mudou rápido demais. Você descobrirá um novo ponto de equilíbrio na sua vida.

CAPÍTULO 7

Quando você se identifica como mãe, muita coisa não é dita a seu respeito

(Veja-se como uma pessoa completa)

TESTE NÚMERO 7

Você sabe que perdeu completamente a identidade quando...

Marque as frases que se aplicam ao seu caso.

- ☐ Numa importante reunião de negócios, você se apresenta como "a mãe da Sílvia".
- ☐ Não consegue se lembrar da última vez que tomou banho sem dois (ou mais) olhos sobre você.
- ☐ Considera normal sair de casa com adesivos da Barbie colados nas pernas.
- ☐ Pensa que assistir ao Oscar na TV é um programão para a noite.
- ☐ Usa sempre a palavra "peniquinho" para se referir a banheiro.
- ☐ Pergunta às crianças coisas do tipo "Será que esta calça jeans faz meu traseiro parecer maior?".
- ☐ Flagra-se resgatando uma pecinha do Lego num vaso cheio de cocô.
- ☐ Bebe num copinho com tampa em público.
- ☐ Toda hora se pega cantarolando baixinho uma música infantil.

ENTRE AS MUITAS COISAS ESTRANHAS QUE ACONTECERAM DESDE que tivemos filhos, uma delas foi que nossos nomes mudaram. Não somos mais conhecidas primeiramente como Maria ou Joana, e sim como Mãe. E a Mãe não é considerada uma pessoa completa, com as mesmas necessidades e os mesmos direitos dos outros membros da família. É bem verdade que ela é amada e talvez até mesmo adorada. Mas a Mãe – em parte empregada, em parte super-heroína – é quase uma personagem de desenho animado. Tem que ser incansável e equilibrada e estar disponível 24 horas por dia. Também deve ter algo da deusa indiana Durga – dez braços estendidos para todos os filhos que precisem dos seus cuidados enquanto, ao mesmo tempo, cozinha, atende o telefone, digita no teclado e mantém a casa mais ou menos limpa.

A Mãe, como figura bidimensional, não é algo imposto a nós por nossos maridos e filhos. Nós mesmas fazemos isso. De fato, as únicas pessoas que parecem reconhecer que a Mãe é uma pessoa – frágil e importante – são aqueles profissionais que produzem os vídeos de instruções de segurança para companhias aéreas. Nós não costumamos dar a eles o respeito que merecem, porém ainda não é tarde demais para isso. A Mãe precisa ser a primeira a colocar a máscara de oxigênio. Ou, dizendo de modo mais abrangente: a Mãe tem que cuidar primeiro de si para depois poder atender as necessidades da sua família.

Cuidar da Mãe pode parecer estranho e absurdo, afinal ela veio ao mundo para o bem de outras pessoas, daquelas pessoinhas que amamos. Para a saúde e sanidade de todos, no entanto, é imprescindível que a Mãe pare de pensar em si mesma como uma incansável fornecedora de comida e atenção que não tem necessidades próprias. Sim, é claro, ela é alguém que se dedica aos outros e não deve manter um gráfico sobre quem está dando mais a quem, mas tem que se ver novamente como um ser humano. Precisa caminhar em direção a seu bem-estar mental, emocional e físico. É essencial que trate a si própria como um membro da família, assim como seu marido e seus filhos.

Se eu for honesta comigo mesma, poderei ser uma boa mãe.

– **SHANNON,** dois filhos, São Francisco, Califórnia

SEGREDINHO INCONFESSÁVEL

Às vezes deixo o leite acabar de propósito para ir ao supermercado sozinha mais tarde à noite. Dirijo devagar, abaixo as janelas do carro e curto um pouquinho a solidão.

Nunca mais me chame disso!

Só porque uma mulher deu à luz uma nova vida, isso não significa que precisa perder a dela. Deve ficar orgulhosa, talvez até mesmo renovada e cheia de amor, mas tem que continuar a ser uma pessoa independente. Acontece que, de certo modo, para a maioria de nós, essa idéia foi abandonada para sempre junto com as calças largas que usamos durante a gravidez.

Sempre que perguntávamos às mulheres como elas estavam, era comum ouvirmos respostas do tipo: "Ah, meus filhos estão ótimos, está tudo muito bem!" Então insistíamos: "Não, *não.* Como *você* está?" Depois disso havia uma longa pausa. As mães muitas vezes utilizam a felicidade dos filhos como uma procuração para o modo como elas mesmas se sentem. É óbvio que, se eles não estiverem bem, elas provavelmente também não estarão. No entanto, apenas porque seus filhos estão se sentindo bem não quer dizer que elas também estejam.

Quando pedimos às entrevistadas que nos dessem uma definição de si mesmas, ouvimos de cara a enumeração de vários papéis: mãe, esposa, amiga, alguém que cuida dos outros. Insistimos, e dessa vez, após uma pausa, houve um momento de conscientização e de confusão, pois muitas vezes o que a mulher é para si mesma não tem nada a ver com as funções que exerce. Como Dawn afirmou: "Acho interessante não poder me definir facilmente como mãe, como esposa, como profissional. A verdade é que muito do que faço de melhor, faço em todos esses papéis. Ainda assim, sinto como se estivesse deixando uma série de coisas de lado enquanto descubro quem sou e quem quero ser porque ponho minha família e meu trabalho antes de mim como pessoa."

Se você tiver tempo de raspar uma perna, é um milagre

Algumas mulheres se entregam de corpo e alma à maternidade. Por isso, o fenômeno da mãe que prejudica os filhos com excesso de bondade e devoção é bem conhecido dos terapeutas de família. "Muitas mulheres não se permitem cuidar de si mesmas. Sou enfática quando abordo essa questão. Digo que isso é extremamente nocivo para seus filhos", afirma a psicóloga Shoshana Bennett, co-autora de *Beyond the Blues* (Além da tristeza). "Em muitos casos, as mães precisam descobrir quanto o ato de se cuidar os beneficiará. Elas pensam que tratar de si mesmas é uma atitude egoísta. Às vezes, as mães deprimidas só estão dispostas a fazer alguma coisa se esta for destinada aos filhos. Então eu afirmo: 'Sim, isso é para eles.' Do contrário, terão uma mãe sobrecarregada e exausta, o que não lhes fará bem."

A maternidade é ainda mais difícil do que você pode imaginar. Minha identidade está totalmente distorcida. Antes eu gostava muito do meu trabalho, mas agora me sinto culpada até quando me sento e vejo TV por 10 segundos.

– **CARLA,** dois filhos, Fort Worth, Texas

Muitas mães que entrevistamos tinham tido dificuldade em desvincular a idéia de egoísmo da noção de se cuidar. Elas nos disseram que não iam à academia havia um ano porque seus filhos precisavam delas. Também afirmaram que se sentiriam culpadas demais se contratassem uma babá, ainda que apenas uma vez por mês, para que pudessem passar alguns momentos na companhia de amigos. Ei, atenção, mãe: isso não é egoísmo. É algo importantíssimo para que você continue equilibrada nessa exigente vida de adulto.

Parei de trabalhar logo após o nascimento do meu segundo filho. Nessa época, vivi um acontecimento do qual não me esqueço. Desmaiei e, enquanto estava na maca, ouvi a equipe do hospital fazendo perguntas sobre mim ao meu marido. Ele disse que eu era uma dona-de-casa. Eu gritei: "Você me chamou de quê? Nunca mais diga isso!" E ele insistiu: "Mas é o que você é."

– **MÔNICA,** DOIS FILHOS, LOS ANGELES, CALIFÓRNIA

Se você tiver tempo de raspar uma perna, será um milagre. Se tiver tempo de raspar as duas, vai se sentir culpada.

– **SHELLY**, TRÊS FILHOS, HOUSTON, TEXAS

Será que pelo menos gosto de mim mesma?

Para se recuperar, antes de tudo, é fundamental se lembrar de quem você é. Aquela mulher que ama ler, fazer caminhadas ou escutar Elton John bem alto. Muitas vezes pensamos em nos definir em termos de valores básicos e prioridades, o que também é importante. Uma mãe com quem falamos sugeriu, porém, um método mais simples: tentar se recordar de quem era antes, voltando a entrar em contato com o que chamou de sua "personalidade agradável". Sabe aquela mulher com quem você gostaria de sair, de se sentar num café e rir de uma boa piada? É dela que estamos falando. É *ela* que você está tentando recuperar.

As expectativas são mestras em afastar as mães da sua personalidade agradável, portanto é essencial descobrir quais aspectos você desenvolveu diretamente a partir das expectativas de outras pessoas e quais deles constituem o núcleo do seu ser: as partes com as quais você quer ficar, as que são puras e reais. Também é necessário levar em conta os desejos e as necessidades dos outros. O problema é que a maternidade nos lança numa torrente de atividades e passamos a acreditar que já não temos tempo para fazer nada pessoal, exceto (talvez) pipi.

Uma mãe chamada Marcy nos contou a seguinte experiência: "Quando meu filho completou cinco semanas, voltei a me enterrar no trabalho de consultora. Liguei o piloto automático e segui em frente com os malabarismos para cuidar do recém-nascido, da casa e do cachorro. De repente, sem a menor explicação, tive um esgotamento terrível e me perguntei por quê. Então acordei um dia e percebi que nunca tinha nem sequer me questionado: 'Será que é isso mesmo que eu quero? Será que é o melhor para mim? Será que isso está me satisfazendo? Será que pelo menos gosto de mim mesma?'"

Constatar que estamos levando uma vida que nos parece estranha se deve em parte ao fato de termos filhos, mas não inteiramente. Muitas mães com quem falamos disseram ter a sensação de que estavam vivendo no piloto automático, como se seu verdadeiro eu tivesse sido guardado numa caixa. Elas nos contaram que escolhiam os carros que consideravam mais apropriados para as crianças, moravam em casas mobiliadas de um modo que atendesse bem as necessidades dos seus filhos e passavam os dias dedicando-se a fazer com que eles fossem felizes – e que tudo isso as fazia sentir como se estivessem perdidas. Até mesmo as que tinham filhos um pouco mais velhos relataram a mesma história: embora eles já estivessem tocando a própria vida, elas ainda não se permitiam se sentar e ler um livro ou tirar uma soneca. Uma delas nos disse que, muitos anos depois de se tornar mãe, se viu usando um suéter roxo, que ganhara de Natal da babá da filha, só porque a menina gostava daquela cor. "Olhei para baixo, para aquela coisa imensa, roxa e medonha e explodi. Eu ainda deveria ser capaz de me vestir para meu próprio prazer, certo?"

Não digo a todos que me coloco em primeiro lugar. Eles ficariam indignados

O melhor em decidir que está pronta para voltar a ser uma pessoa é o fato de que você já é uma e só precisa começar a atuar em seu papel. É bem verdade que você deve se permitir ser alguém importante. Tem que se dar o devido valor. Não faz sentido esperar que seu marido, sua mãe ou seus filhos lhe digam que está na hora de se cuidar.

Tirar a capa da Mãe e voltar-se para o ser humano completo que você é pode ser mais difícil do que parece, porque, como diz Bennett: "Todas as mães, especialmente as que acabaram de ter o primeiro filho, são muito inseguras. Será que estou fazendo a coisa certa? Será que aquela mãe não é muito melhor do que eu? Será que posso me dar ao luxo de parar um pouco?" Bennett orienta suas clientes a esquecer as opiniões dos outros. "Você pode praticar isso. Expulse as vozes – a da sua mãe e a dos seus amigos – e se pergunte o que você quer de verdade. Quando uma mulher resolve fazer isso e faz, ela fica com um olhar maravilhado e, depois, de alívio."

O que complica o processo de recuperação do eu é termos mudado muito desde que tivemos filhos. Com isso, voltarmos a ser uma pessoa pode envolver o luto pela mulher que fomos antes da maternidade e exigir que aceitemos o ser humano que somos agora. Portanto, embora seja importante estarmos sintonizadas com o que nos fazia sentir completas no passado – como correr, meditar, praticar a espiritualidade, trabalhar, etc. –, devemos reconhecer também essa nova realidade. Após termos filhos, podemos precisar mais de tranqüilidade do que de uma saída à noite. Talvez necessitemos de um escape intelectual. Pode ser que queiramos apenas nos sentar num banco de parque e não fazer absolutamente nada.

Antes de ter filhos, pensei muito tentando descobrir o que era bom para mim profissionalmente ou pelo que eu era apaixonada. Havia modos tangíveis pelos quais sabia que poderia recuperar meu verdadeiro eu. Deixei de investir tempo no trabalho, mas estou recomeçando a escrever. Tenho um bom dia quando consigo fazer um pouco de tudo: ser mãe, me exercitar, escrever.

– **ANNIE**, DOIS FILHOS, GREENBRAE, CALIFÓRNIA

O segredo é identificar suas necessidades e depois se comprometer com elas. Sim, *comprometer-se com suas próprias necessidades*, começando por ignorar as percepções das outras pessoas quanto ao que seja uma maneira valiosa, necessária e compensadora de utilizar seu tempo. Parte do que estamos tentando ensinar a nossos filhos é como ser um ser humano completo e equilibrado. Para isso, precisamos ter autoconhecimento, cuidado e respeito por nós mesmas. Como adulta, é seu dever descobrir como se cuidar. E, uma vez que saiba, deve se ater a isso.

Disse à minha mãe que estava me sentindo perdida, que não sabia mais quem eu era. Ela afirmou: "Não importa o que aconteça, você sempre voltará a ser você mesma." E ela estava certa.

– **KIM**, TRÊS FILHOS, MADISON, NOVA JERSEY

Vou à terapeuta a cada dois meses. Essa pessoa está sendo paga, não tem idéias preconcebidas. Ela me escuta, compartilha sentimentos comigo e me dá a chance de desabafar. Sempre saio de lá me sentindo melhor. As coisas das quais reclamo parecem insignificantes quando as menciono em voz alta.

– **RACHEL**, TRÊS FILHOS, WELLESLEY, MASSACHUSETTS

Não digo a todos que me coloco em primeiro lugar. Eles ficariam indignados. Por que outras mães não compreendem isso? Se eu não me cuidar, não poderei ser boa esposa nem boa mãe. Eu me coloco em primeiro lugar, depois vem meu relacionamento. As crianças ficam em terceiro, porque minha tendência natural é me concentrar nelas.

– **SHANNON**, DOIS FILHOS, SÃO FRANCISCO, CALIFÓRNIA

10 dicas fáceis para cuidar de si mesma como uma pessoa completa

1. Pergunte-se: "Quem sou eu hoje?" Não se force a voltar a ser quem você era antes de ter filhos. Comece a descobrir quem você é agora.

2. Lembre-se de quem você não é. "Não sou minha mãe, não sou minha irmã, não sou minha melhor amiga."

3. Faça uma agenda da família e reserve tempo para si mesma, como se marcasse uma consulta médica. Diga a todos que esse tempo é importante e que não será ignorado nem alterado.

4. Redefina o significado de sucesso. Se você estiver fazendo o melhor que pode no momento, então está sendo bem-sucedida, ainda que o resultado esteja abaixo dos seus padrões normais.

5. Aprenda a sentir compaixão por si mesma. A maternidade não é fácil – vibre com suas conquistas e solidarize-se consigo mesma quando estiver tendo dificuldades. A autocompaixão alimentará sua compaixão pelos outros.

6. Recupere suas metas na vida e invista tempo nelas, mesmo que você só possa dar pequenos passos.

7. Aprecie o que você tem de melhor. Mesmo quando sentir remorso por gritar com seu filho, saiba que no fundo é uma boa pessoa. Do que seus amigos íntimos mais gostam em você? Eles contam com você para fazer o quê?

8. Quando as coisas ficarem difíceis, dê um tempo a si mesma. Já ouvimos falar de muitas mães que fazem isso quando estão quase explodindo. Não importa o que aconteça, elas se certificam de que as crianças estejam seguras por alguns minutos e vão para outro cômodo, fecham a porta e simplesmente respiram fundo, choram, gritam, chutam, fazem o que quer que precisem fazer.

9. Confie em si mesma. Saiba que não vai se decepcionar. Abra mão da ansiedade de pensar que você precisa ler 14 livros sobre maternidade ou que seus filhos sejam aceitos por três jardins-de-infância antes de saber o que está fazendo.

10. Concentre-se no que faz você se sentir genuinamente feliz.

CAPÍTULO 8

Sabe de uma coisa? Isso não vai acontecer

(Simplesmente diga não)

TESTE NÚMERO 8

Você já disse sim (quando na verdade queria dizer não) a alguma das seguintes opções?

Marque as frases que se aplicam ao seu caso.

☐ Organizar um chá-de-bebê para uma amiga de quem você não gosta tanto assim.

☐ Receber em casa o amigo do seu filho... e suas duas irmãs.

☐ Oferecer-se como voluntária para dirigir o projeto do cenário da peça de teatro da escola da sua filha enquanto tem um recém-nascido agarrado ao peito.

☐ Ir a um jantar de negócios com os colegas chatos do seu marido.

☐ Atravessar o país de avião para ficar com seus sogros por duas semanas.

☐ Comprar fantasias caríssimas de super-heróis e de princesas.

☐ Fazer sexo.

DIZER NÃO É UMA DESSAS COISAS AO MESMO TEMPO MUITO SIMples e muito complicadas. Todos já dissemos não um milhão de vezes. Fizemos isso por amor, raiva, frustração, exaustão, paz e fúria. N-Ã-O. De jeito nenhum. Não posso fazer isso. Deixe para outra vez. Não para mim. Por favor, aceite minhas desculpas. Sinto muito. Desista. Não vai acontecer.

Ser capaz de dar uma resposta negativa é um talento que as mães precisam desenvolver ou voltar a desenvolver; afinal, todos nós gostávamos de dizer não quando éramos crianças pequenas e chegamos até a nos tornar gênios nessa arte (pelo menos em relação a nossos pais) durante a adolescência. Para as mães, contudo, dar um não como resposta é algo especialmente difícil. Vamos tentar compreender por que isso acontece para que possamos tomar decisões mais conscientes sobre quando devemos optar pelo sim.

Parte da dificuldade de darmos um não como resposta vem da mentalidade de que temos condições de fazer tudo. Se pensamos que podemos ou devemos ser capazes de trabalhar, criar filhos, cultivar relacionamentos e participar da vida em comunidade, como podemos recusar um convite de um vizinho para seu quadragésimo aniversário ou dizer que estamos ocupadas demais para participar da tarde de leitura na escola das crianças? Talvez conseguíssemos dizer não se tivéssemos programado uma reunião importantíssima ou uma viagem. No entanto, e se a razão pela qual estivermos recusando o convite for a de termos planejado ficar deitadas no sofá assistindo a um filme com nossos maridos? Ou sentadas num banco de parque com nossos filhos?

Espera-se que, como mães típicas, façamos muitas coisas que ninguém em sã consciência tomaria a iniciativa de fazer. O resultado disso é que perdemos a prática de impor limites e tomar decisões lógicas sobre o que é certo para nós. A palavra "não" pode se tornar um símbolo de que somos uma péssima mãe, uma péssima filha, uma péssima esposa ou uma péssima amiga. Assim, optamos pelo "sim" porque não queremos assumir esses rótulos. Além disso, evitamos dizer não quando deveríamos porque não queremos criar conflitos, frustrar alguém ou sofrer críticas. Jamais dar uma resposta negativa, porém, tem um preço real. Acima de tudo, aceitarmos sempre as coisas causa amargura e revolta, pois nos colocamos inevitavelmente em situações indesejáveis. Responder *não* significa desapontar algumas pessoas. Lembre-se, no entanto, de que, se adotarmos o *sim* todas as vezes, também decepcionaremos outros indivíduos – nós mesmas e nossa família.

Sempre que estou com as crianças, vivo integralmente aquele momento, e isso acontece porque amo o equilíbrio que tenho. Nos dias em que trabalho, reservo esse tempo especificamente para fazer as coisas. Quando estou com meus filhos, coloco na cabeça que aquele tempo é deles – não levo nada do escritório para fazer em casa nem fico resolvendo problemas por telefone.

– **JENNIFER,** dois filhos, Chicago, Illinois

Profissionais como a terapeuta de família Shelly Breger há muito tempo sabem que isso é um problema:

> *O que tenho ouvido é que há muitas mulheres de ótima formação em cargos importantes que diminuíram a carga horária ou abandonaram o emprego e estão encontrando uma enorme dificuldade em dizer não. Acredito que elas*

pensam o seguinte: "Agora meu trabalho é ser a melhor mãe que eu puder. Vou fazer tudo o que estiver ao meu alcance para ser perfeita." Assim, quando a escola pede que ela seja a mãe representante da turma e que organize uma rifa, sua resposta é sim. E quando a igreja ou a sinagoga lhe pergunta se ela pode dar aulas de religião na escolinha ela concorda. O mesmo acontece quando sugerem que ela dirija a van que levará a turminha da sua filha ao zoológico.

SEGREDINHO INCONFESSÁVEL

Eu minto para os meus filhos. Digo que o jogo de futebol foi cancelado ou que a piscina está fechada e que não podemos ir.

De acordo com Breger, o motivo para que muitas mulheres digam sim com tanta freqüência é que, quando elas se recusam a fazer algo, não se sentem à altura do seu próprio entendimento do que é ser uma boa mãe – aquela que tudo abraça, que consegue cuidar da casa e das crianças e ainda assim administrar todas as atividades externas que lhe pedem que realize. E isso causa problemas:

Toda a energia se vai – para as crianças, a comunidade, o trabalho, os maridos que viajam – e nada entra no relacionamento. Com isso, muitos casamentos acabam logo no início. Antes duravam mais, às vezes terminavam quando os filhos estavam entrando para a universidade. Agora as separações ocorrem enquanto as crianças ainda são pequenas. A peça não *é muito importante. Muitas mães chegam aqui e dizem: "Preciso praticar dizer não. Ajude-me." Eu respondo: "Tudo bem, o que lhe pedem que faça? E o que você quer realmente fazer?" Essas mulheres precisam se perguntar isso.*

Você não pode ser a mãe em tempo integral de todo mundo

Pense nisso desta forma: dizendo *não*, na realidade você estará dizendo *sim* para outra coisa, algo que prefira ou precise realizar e que fará com que sua vida se torne o que você quer que ela seja. Para quase todas nós, a vontade de dar um *não* como resposta não é motivada pela maldade. Não fazemos isso com a intenção de decepcionar a outra pessoa, e sim porque o ato de recusar seja lá o que for melhorará nossa vida e a da nossa família.

Não significa conseguir dormir na hora certa. *Não* significa passar o dia juntos como uma família. *Não* significa uma noite mais calma, o que contribui para que as crianças fiquem menos agitadas.

> É difícil para mim dizer *não*, mas acho que minha filha fica completamente perturbada durante vários dias se ela tiver muitas coisas para fazer. Então me empenho ao máximo em não sobrecarregar as crianças com atividades. Não tive esse tipo de criação. Lembro-me de ficar entediada, mas eu lia muito, criava minhas próprias distrações. As pessoas contam vantagem sobre tudo o que obrigam os filhos a fazer. Eu deixo que eles escolham uma coisa de que gostem, e é só.
>
> – **KAREN**, DOIS FILHOS, PITTSBURGH, PENSILVÂNIA

Se você criar regras claras para sua vida, será mais fácil descobrir quando dizer *não* e quando dizer *sim*. Do que sua família precisa para ser feliz? Você deveria dar respostas afirmativas para coisas que a levam a cumprir essas normas, e não ao que pode fazer com que as quebre.

Quando uma mãe sente que deveria dizer *sim* a algo, mas seu coração está gritando "Não! Não! Não!", ela deve avaliar essa questão à luz do que chamamos de teste da família feliz. Será que a atividade – servir como voluntária em uma igreja, sair com primos para jantar, etc. – a levará em direção à meta de uma família feliz (e funcional)? Sim? Não? Aí está a resposta. Uma entrevistada chamada Jennifer nos disse: "Certo dia, eu estava ouvindo uma mãe se gabar de ser obrigada a ir a quatro apresentações de dança da filha e pensei: 'Bom para você. Nós vamos para casa jantar e fazer o dever da escola.'"

Há momentos em que a palavra "não" está longe de ser o que se espera ouvir. Uma mãe nos contou que dirigiu até a metade do caminho para ir ao jantar de aniversário de 95 anos da avó e depois voltou porque a comemoração deixaria exaustas suas filhas pequenas, que pegariam o avião no dia seguinte. Essa não é uma decisão que todos tomariam, porém essa mulher conhecia os limites das suas crianças. O teste da família feliz faz com que algumas pessoas em sua vida sintam que têm uma prioridade menor. Mas quer saber de uma coisa? É bom que seja assim. Na maior parte das vezes, até mesmo a vovó compreende.

Nossa vida como mães contemporâneas é cheia de compromissos. Estamos sempre às voltas com uma montanha de coisas a fazer. Nossas obrigações precisam ser aparadas, e a tesoura se chama "não". As mães que nos disseram ter dominado o caos familiar descobriram sozinhas como responder negativamente quando alguém lhes pedia para levar uma sobrinha à aula de balé, a organizar uma festa de aniversário enorme ou a ir a churrascos da empresa.

Muitas mães afirmaram que tiveram que aprender a dizer *não* para suas próprias mães de modo que pudessem pôr sua nova família em primeiro lugar. Por exemplo, Krista nos contou que seu marido sempre se sentia o último da lista, alguém a quem ela só dava migalhas. "Ele dizia: 'Você fica tão ansiosa em satisfazer seus pais que nunca fez a transição para a vida de casada. Agora seu ponto central é aqui. Eu e as crianças somos seu centro.'"

Quando eu era mãe em tempo integral, era também mãe em tempo integral para todo mundo. Ajudei meu irmão a procurar uma casa. Prestei assistência à minha avó com os médicos. Todos pensavam em mim como a pessoa que podia cuidar das coisas.

– **KIERSTEN,** dois filhos, Los Angeles, Califórnia

É verdade que, se a toda hora uma mãe diz *não* a alguém, essa pessoa pode começar a ter a impressão de que não está no topo da lista de prioridades, e não há mal nenhum nisso também. Sua meta deve ser uma vida que reflita as prioridades e os valores da sua família. Uma mulher não pode ser uma mãe muito eficiente para um filho se estiver tentando cuidar do mundo inteiro.

Vacilar é uma tortura

As pessoas para quem você está dizendo *não* podem afetar sua decisão, especialmente caso se trate dos seus próprios filhos. Para muitas mães, esta é um tarefa difícil que está inextricavelmente vinculada ao desejo de fazer com que eles se sintam amados (e de se sentir amada em troca). Não queremos ser as malvadas da história. Portanto, se ficamos fora durante toda a tarde (ou nervosas durante toda a tarde!), podemos dizer *sim* para o banho de piscina ou para o biscoito extra só porque nos sentimos culpadas.

SEGREDINHO INCONFESSÁVEL

Eu disse à minha filha que tenho olhos invisíveis na nuca e que posso ver tudo o que ela faz. Ela acreditou e me perguntou se também terá esses olhos quando for adulta. Respondi que sim.

Ainda assim, concordar de forma indiscriminada com tudo o que nossos filhos querem pode ser contraproducente. Talvez isso abafe uma explosão de raiva ou supra uma necessidade em determinado momento. No entanto, os pais devem criar limites e regras para a família – é isso que constrói um ambiente sólido, seguro, caloroso e confiável, tanto física quanto emocionalmente. A terapeuta Breger diz: "Você é a pessoa que fixa os limites, o código moral, as fronteiras éticas. É quem ensina as boas maneiras e traça as linhas divisórias. E tem que dizer *não*. 'Não, você não pode dormir na casa de desconhecidos; ficará na casa do seu primo amanhã' ou 'Não, você não pode ir nessa viagem com seus amigos porque estamos sem dinheiro'. Se não agirmos assim, perderemos o rumo. É nossa função fazer com que eles se tornem auto-suficientes." E isso significa lhes ensinar como estabelecer limites e tomar as decisões certas sozinhos.

Uma tática-chave, que tem ajudado muitas mães a dizer *não* com convicção e a se apegar a essa atitude, é transformar uma negativa insegura em um *não* confiante. Não mude de idéia, nem depois de três dias, nem em dois minutos. Especialmente com crianças, é importante não recuar. Muitas de nós vivenciamos o fenômeno "vacilar". Quando começamos a titubear, perdemos o controle e a credibilidade. Nossos filhos notam essa vulnerabilidade e tomam a iniciativa de mudar aquilo que determinamos. Com isso, a decisão final é muito mais penosa para todos. Allison, de Houston, diz: "Quando disse à milha filha que ela não poderia brincar com os amigos na piscina, sua reação foi tranqüila. Mas, no minuto em que comecei a hesitar, a coisa se transformou numa tortura. Ela viu que eu estava questionando minha própria decisão: por que ela não podia ir nadar? Talvez eu estivesse roubando dela um momento muito bom. Todos os seus amigos iriam. Por que ela não podia ir também? Quando finalmente bati o martelo, ela caiu no choro."

A idéia de firmeza nos leva a um ponto importante: não pense que você ganha alguma coisa dizendo *talvez*. Isso apenas adia a tensão. Quando tiver tomado uma decisão, é melhor resolver tudo de uma vez, como se faz com uma injeção. Uma picadinha e pronto. Uma mãe, Tina, está sempre em cima do muro e odeia o próprio comportamento. "Por que ajo assim comigo mesma? Vacilo e digo *talvez*, mas no fundo não quero aquilo. Então, fico sobrecarregada com tudo o que não tenho vontade de fazer e acabo com raiva da pessoa que me fez o pedido, quando a culpa nem é dela. É minha, por não dizer simplesmente *não*."

Precisei de muito tempo para começar a impor limites claros. Agora digo coisas do tipo: "Fico muito feliz em ver que isso funciona para sua família, acontece que nós ainda não chegamos lá." Ou "Não fazemos isso dessa maneira". Não quero ficar voltando ao mesmo assunto. Por exemplo, se alguém me pergunta por que minha filha não vai a determinada festa, digo logo: "Ela não vai porque não nos sentiremos bem se ela for." E a história termina ali.

– **RACHEL,** dois filhos, Nova York, Nova York

O mais difícil pode ser dizer *não* com firmeza a nossos próprios pais. Sabemos exatamente o que eles esperam de nós, por isso recusar de forma clara e direta é mais do que complicado.

Mas, mães, confiem nisto: uma vez que tiverem aprendido a dizer *não* à sua própria mãe, um pouco da pressão diminuirá e vocês se sentirão ótimas. Houve um ano em que uma das nossas entrevistadas, Margaret, estava sobrecarregada demais para criar cartões ou e-mails com mensagens personalizadas para o Natal. Mesmo assim, sua mãe não a deixava em paz, dizendo a todo momento:

"Se você estiver muito ocupada agora, talvez possa fazer isso na Páscoa e enviar as mensagens com fotos das crianças. Todos estão esperando um cartão seu, todos querem ver como os meninos estão."

Margaret finalmente precisou dizer:

"Sabe de uma coisa, mãe? Não vou fazer isso. Não este ano. E para nenhuma festa."

E o ato de dizer um *não* simples e direto foi extremamente libertador. Fim da discussão.

SEGREDINHO INCONFESSÁVEL

Eu digo à minha filha: "Você só tem dois anos. Está escrito aqui no pacote que você só pode comer dois biscoitos."

Só acertei o ritmo com meus filhos há cerca de um ano. Eu estava sempre tentando fazer todo mundo feliz e não tinha organizado minhas prioridades. Foi quando Mike disse: "Vamos organizar as coisas por ordem de importância e dizer não às que não são fundamentais." Estabelecemos a regra de que nunca marcaríamos compromissos no domingo. Essa conversa me ajudou a ver que eu estava escolhendo pôr minha família em primeiro lugar.

– **KRISTA**, DOIS FILHOS, YARDLEY, PENSILVÂNIA

6 dicas fáceis para se tornar a rainha dos limites

1. Depois de dizer *não*, relaxe. Não fique remoendo a situação. Liberte-se da culpa associada ao fato de dar uma resposta negativa.

2. Quando disser não a um adulto, reforce essa resposta explicando o porquê e forneça uma razão real, e não uma desculpa. Muitas vezes aceitamos fazer algo porque não temos outro compromisso naquela hora. Mas, se você se programou para ir ao cinema com seu filho e uma amiga lhe pede que a ajude com alguma coisa, diga-lhe que seu tempo com ele é sagrado.

3. Reconheça as situações em que você quer dizer *não* e acaba dizendo sim. Para aumentar sua segurança, tenha em mente que você está recusando o pedido, e não a pessoa.

4. Dar sempre uma resposta positiva significa ficar sobrecarregada, estressada e ansiosa.

5. Primeiro, avalie se o pedido é uma necessidade real. Se for, pergunte à pessoa se ela só pode contar com você especificamente para fazer aquilo. Às vezes, mesmo quando a necessidade não é real, nós a interpretamos como tal ou nos sentimos lisonjeadas por acreditar que somos indispensáveis, o que não é verdade.

6. Não confunda dizer *sim* com ser uma pessoa bacana. Podemos até pensar que estamos sendo gentis por aceitarmos tudo, mas o ato de nos comprometermos com o que não temos condições de cumprir só nos leva à amargura e à decepção.

CAPÍTULO 9

Ai, meu Deus, não quero brincar de colorir agora

(Viva o momento)

TESTE NÚMERO 9

Quando foi a última vez que você...

Marque as frases que se aplicam ao seu caso.

- ☐ Curtiu um aniversário infantil sem se preocupar em tirar fotos?
- ☐ Jogou para o alto suas obrigações para ir ao cinema?
- ☐ Deu uma festa com dança na sala de estar?
- ☐ Declarou um dia de pijama?
- ☐ Riu até chorar?
- ☐ Parou para fazer um lanche com seu filho depois de pegá-lo na escola?
- ☐ Deixou seus filhos enterrarem você na areia da praia?
- ☐ Desligou o celular?
- ☐ Começou uma guerra de almofadas?
- ☐ Fez lanche em vez de jantar?

TODOS NÓS JÁ CONSEGUIMOS VIVER O MOMENTO.

Já paramos nos degraus da frente do jardim-de-infância e conversamos com nosso filho de três anos sobre as nuvens, já nos deitamos na grama e olhamos as flores ou nos sentamos no chão com bonequinhos de plástico e brincamos de cavaleiro e princesa como se tivéssemos todo o tempo do mundo. Talvez estivéssemos de férias ou apenas terminado há pouco um grande projeto. Não importa, esse motor que não pára de girar dentro de nós finalmente desacelerou, a pressão cedeu, a lista de coisas a fazer desapareceu e nossos filhos, que sempre são a coisa mais importante da nossa vida – na teoria, mesmo que nem sempre na prática –, ficaram em primeiro lugar de verdade.

Nós todas também falhamos ao fazer isso, e muito. Empurramos as crianças porta afora para a escola. Damos telefonemas de trabalho no banheiro enquanto a criança está no banho. Passamos sábados inteiros ocupadas com a arrumação dos armários da casa e dizemos a nossos filhos que não podemos brincar de nos fantasiar. É provável que esses dias acabem sendo muito menos divertidos. E, o pior, essas situações parecerão normais: todas nós fazemos isso o tempo todo. Não é só isso, todas nós *precisamos* fazer essas coisas o tempo todo. Queremos ter múltiplas tarefas. Caso nos concentrássemos em cada momento, um de cada vez, necessitaríamos de um dia de pelo menos 72 horas.

Pense, porém, no que acontece quando colocamos de lado outras preocupações por 10 minutos, meia hora ou uma tarde e voltamos a atenção inteiramente para nossos filhos. Sim, deixamos as roupas sujas mofando no tanque ou perdemos a hora no cabeleireiro, contudo a recompensa é enorme. Os minutos que passamos brincando com nossos filhos não são apenas a melhor parte do dia deles, mas dos nossos também. Uma mãe, Tori, nos contou uma história que parece quase bíblica em sua concisão. Ela estava ocupada limpando a casa quando sua filha de seis anos perguntou: "Mãe, será que você pode prender esse botão na minha calça?" Num impulso, ela quase disse *não*. No entanto, interrompeu o que estava fazendo, sentou-se e atendeu o pedido da menina. A garota olhou para ela e disse: "Mãe, você é minha heroína." Ela conta: "É incrível como minha atitude de parar para pregar um botão fez uma diferença tão grande para ela."

Desculpe, querido. Mamãe está meio doida.

Por que não vivemos o momento com mais freqüência? Ficamos correndo feito baratas tontas em todas as direções praticamente o tempo todo. Na verdade, como podemos olhar com amor nos olhos do nosso bebê de seis meses e rolar com ele no chão quando temos oito cestos de roupa para lavar, o cachorro está latindo, o telefone tocando e o amiguinho do filho mais velho batendo à porta?

Na maior parte do tempo, não estamos nem mesmo conscientes de que não vivemos o momento. Ligamos o piloto automático do nosso lado prático e vamos em frente. Banho. Dever de casa. Cama. Acordar. Café da manhã. Vestir-se. Sair porta afora. Deixar o filho mais novo na creche. Deixar o filho mais velho no jardim-de-infância. Trabalhar. Apanhar as crianças nos dois lugares e dar atividades a elas. Limpar a casa. Comprar presentes de aniversário. Ir ao supermercado. Preparar o jantar. E depois fazer tudo de novo.

SEGREDINHO INCONFESSÁVEL

Minha vida é tão louca que eu praticamente moro no meu carro. Fico arrasada em admitir isso, mas há dias em que não tenho tempo sequer para fazer pipi... então uso fraldas descartáveis.

Com o tempo, porém, muitas de nós ficamos exaustas e descobrimos que deve haver um jeito diferente de organizar as coisas. Depois de anos fazendo malabarismos com duas crianças e um trabalho de tirar o couro, uma das nossas entrevistadas, Allison, recebeu um aviso dramático para desacelerar: começou a sentir dores no peito e acabou descobrindo que tinha uma doença inflamatória relacionada ao estresse. No entanto, não foi muito fácil para ela sair da roda-viva em que estava e viver o momento. "Minha transição de profissional para mãe em tempo integral é cheia de histórias trágicas e histéricas. Um dia, esqueci meu filho na saída de um shopping center. Liguei o carro e fui em frente sozinha. Ele ficou lá de pé na frente do portão do estacionamento com a expressão 'O que deu em você, ficou maluca?'. E eu: 'É, desculpe, querido. Mamãe está meio doida mesmo.'"

Talvez você nunca tenha esquecido seu filho no shopping, mas o problema de Allison tem a ver com o que todas nós enfrentamos. "Eu estava habituada a uma correria louca e não conseguia ou não queria parar com aquilo de jeito nenhum. Agora sei que é impossível dar conta de tudo. Realizar múltiplas tarefas é algo insano", disse ela.

A questão é: como diminuir o ritmo cotidiano quando temos uma enorme quantidade de coisas a fazer? A menos que a empregada dos nossos sonhos caia subitamente do céu, a solução para muitas de nós é encontrar um meio de curtir o dia-a-dia.

Temos que deixar de correr de uma tarefa para outra e parar de pensar que só poderemos fazer o que é agradável quando terminarmos tudo. Na verdade, as coisas boas já estão acontecendo. É como a velha parábola zen: antes da iluminação, corte lenha e carregue água. Depois da iluminação, corte lenha e carregue água. E, apesar dos nossos afazeres como mães (que talvez nunca terminem de fato, mas apenas mudem de forma), podemos encontrar alegria na vida diária, nos pequenos momentos que menosprezamos.

Levar seu filho de carro à escola, por exemplo, pode ser uma ótima ocasião para conversar. Um banho é uma excelente oportunidade de estar com uma criança no fim do dia. Ficamos tão acostumadas a correr de um lado para outro tentando ganhar algum espaço no fim para algo especial que nem sempre aproveitamos o tempo que temos. Nossos filhos querem nosso amor e nossa atenção a toda hora e em todo lugar. Precisamos nos lembrar de que esses momentos especiais podem acontecer sempre que nós os criarmos.

Estou sempre dizendo à minha filha: "Espera aí, já vou. Só um segundo!" Depois tento me sentar e fazer algo que me permita dar atenção integral a ela. Mas não é fácil porque a roupa suja está transbordando da cesta e o telefone toca a todo momento. Embora eu esteja muito perto fisicamente, é difícil passar um tempo ininterrupto com ela.

– **BRIDGETT**, DOIS FILHOS, HOUSTON, TEXAS

Quando eles ainda estão dormindo, de bumbum para cima, a baba escorrendo da boca... é tão lindo. Nessa hora você entende tudo.

– **GRACY**, DOIS FILHOS, CHARLOTTE, CAROLINA DO NORTE

Já que sou o modelo deles, não deveria agir assim

Outra coisa de que não podemos nos esquecer é que nossos filhos olham para nós em busca de dicas sobre como viver. Sabe aqueles palavrões que você ouviu seu garotinho de três anos dizer? Ou o jeito engraçado que sua filha tem de mexer no cabelo, igualzinho a você? Pois é, nossos filhos também nos observam tentando descobrir como aproveitar sua própria vida e decidir o que vale a pena em cada um dos seus dias. Você quer que eles pensem em um arco-íris como uma oportunidade para fotos ou que aprendam a parar e a apreciar a beleza que está diante deles naquele momento?

Sem filosofarmos demais, a grande verdade é que tudo o que temos é o agora. Não podemos mudar o passado nem predizer o futuro. Hoje é o único momento que podemos controlar, portanto devemos nos dedicar o máximo possível ao que fazemos no presente. Como disse Eckhart Tolle, autor de *O poder do agora*, em uma de suas palestras: "Passamos os dias remoendo os erros que cometemos – 'Por que comi aquele Big Mac duplo?'. Ou perturbados pelo futuro – 'A reunião com meus ex-colegas de faculdade está chegando, e eu acabei de comer aquele Big Mac duplo'." Perdido em meio a essa preocupação está o presente, o único tempo que podemos realmente vivenciar e aproveitar em qualquer instante. "O agora é a única coisa que existe, e não podemos fugir dele. Mas a voz em nossa cabeça nos prende, seja no passado, seja no futuro, e tratamos o presente como se fosse o inimigo", afirmou Tolle.

Está certo, nós sabemos disso: as crianças, por sua própria natureza, nos estimulam a pensar sobre o futuro, e todos os pais precisam planejar as coisas com antecedência. Às vezes, no entanto, a permanência no passado e a preocupação com o futuro dominam nossos pensamentos – e nossos atos também. Mas não seria melhor termos um ótimo momento agora do que pensar em outro que pode não acontecer daqui a dois dias, duas semanas ou dois anos? É óbvio que alguém tem que ligar para o dentista ou matricular as crianças na escola, porém é igualmente importante encontrar tempo para brincar de cavalinho com um filho de cinco anos, pois é disso que vamos nos lembrar com carinho, e não da grande preocupação que tivemos quando permitimos que ele passasse um feriado na casa de amigos.

No fim do dia, não me lembro nem mesmo se beijei algum deles quando saíram de manhã. É sempre a mesma correria. Fico com um sentimento de culpa por não ser um pouco mais carinhosa, por fazer as coisas automaticamente em vez de perguntar a eles como se sentem. Isso me dá a sensação de não ser uma pessoa muito legal. Já que sou o modelo deles, não deveria agir assim.

– **REYNA,** dois filhos, Nova York, Nova York

Ai, meu Deus, não quero brincar de colorir agora

Vamos ser realistas: nem sempre é tão excitante assim brincar de cavalinho, e a maioria de nós provavelmente preferiria ler uma bela revista feminina a se arrastar mais uma vez pela história de Chapeuzinho Vermelho. Diremos, então, o indizível: quase sempre deixamos de participar das atividades dos nossos filhos não porque não podemos, mas porque não queremos. Parte da razão pela qual não vivemos o momento é que ele não é de fato o que desejávamos que fosse. Na verdade, também não é exatamente nosso momento, e sim dos nossos filhos, e por isso resistimos a ele.

Então, você nunca mais quer ouvir música infantil? Ou acha que, se vir *Cinderela* mais uma vez, vai enlouquecer? Ajuda muito lembrar que o momento, seja lá qual for, é transitório. Essa fase passa depressa, em especial quando se trata de crianças pequenas. Exatamente quando você achar que não agüenta mais, tudo mudará.

SEGREDINHO INCONFESSÁVEL

Deixei meus filhos presos no carro não uma nem duas vezes, mas três.

Ligar-se à idéia de que a vida é uma série de fases (muito curtas) pode ajudar a desenvolver a paciência e evitar que você se sinta num beco sem saída. Uma mãe nos disse: "É difícil! Entra dia, sai dia, e eu penso: 'Ai, meu Deus, não quero brincar de colorir agora.' Mas, se eu passar meros 20 minutos fazendo uma atividade artística com minha filha, ela consegue o que quer e fica bem o resto do dia."

A resistência que temos a viver os momentos dos nossos filhos pode ser motivada pela raiva e a frustração que às vezes sentimos em relação ao modo como as fases das crianças atrapalham as nossas. Piper, por exemplo, nos disse que logo depois que teve o bebê sua grande reclamação era: "Não saímos mais para aventuras. Pegamos a criança e vamos para um hotel." Agora ela diz: "Eu me sinto mais satisfeita com as pequenas coisas. Fico feliz quando me sento numa espreguiçadeira e fazemos um churrasco no jardim. Percebi que o tempo que passamos juntos é escasso, então não precisamos ir para um hotel, nem fazer malas, nem escalar montanhas. Eu estava me apegando à minha velha independência, mas agora sei que está tudo bem. É apenas diferente."

Como as mães vivem o momento?

"Tento não marcar compromissos em certos dias e apenas sigo o fluxo dos acontecimentos com as crianças, o que às vezes significa ficar brincando em casa, se eles tiverem vontade de fazer isso. Tento me lembrar de que, só porque gosto de me manter ocupada, isso não quer dizer que eles também gostem."

"Vamos a pé ou de bicicleta para a escola todas as manhãs. É um modo mais legal e tranqüilo de começar o dia."

"Todo dia temos a hora dos 'beijos e abraços'. Isso me faz sentir que, não importa o que aconteça durante o dia, eu terei tido o 'meu momento'."

"Temos um ritual: à mesa do jantar, à noite, jogamos 'bom dia, mau dia'. É divertido ouvir as respostas de uma garotinha de três anos quanto ao que foi bacana e ruim no seu dia."

"Quando meu marido viaja, substituo o jantar por um lanche. Todos adoram. Algumas vezes, entro na banheira com meus filhos e eles acham muito engraçado."

"Para mim, a melhor maneira de viver o momento é me calar e ouvir meu filho. Dar espaço para que ele processe seus pensamentos e os revele. Minha recompensa é ver o mundo pelos olhos dele, o que é magnífico."

"Caminhando juntos e olhando para o céu azul: 'O céu é macio, mamãe?' Andando de bicicleta juntos: 'Eu me sinto tão liiiivre, mamãe! Parece que estou voando!' Essas coisas são o maior presente."

“Eu me sento na cama com minha filha e nós brincamos com sua enorme coleção de bichinhos de pelúcia. Encarnamos para valer os personagens. É um tempo divertido que passamos juntas. Ela é a diretora, o que significa que pode mandar em mim à vontade naquele momento. Isso a deixa extremamente alegre e me faz rir.”

Ao nos sentirmos exasperadas, gostamos de pensar em termos de “a última vez”, pois haverá uma última vez para tudo. Quando será a última vez que darei mamadeira a ela, ou a última vez que a colocarei no berço, ou a última vez que terei força para carregar meu filho nas costas, ou a última vez que ele me deixará segurar sua mão em público? É incrível como isso coloca as coisas na perspectiva correta. Num minuto pensamos que daremos um tiro na cabeça se precisarmos vesti-la com a fantasia de princesa de novo. No minuto seguinte, podemos chorar se pensarmos que logo, logo, estaremos comprando seu vestido de formatura.

Vermos o momento pelos olhos dos nossos filhos também ajuda muito. Brincar de massinha a dois pode ser excitante de verdade. Algo que devemos às nossas crianças é não deixá-las crescer rápido demais. Esse sentimento foi mencionado uma série de vezes nas entrevistas, sobretudo por mulheres que tinham muitos filhos: é importante nos conscientizarmos de que a vida não é uma corrida. Cada mês, cada ano é feito de pequenos períodos que, depois percebemos, passam voando. “Pais sempre vivenciam toda aquela ansiedade – ele tem oito meses, será que vai engatinhar?” nos disse Yuting, mãe de uma filha de 15 anos e de um bebê de oito meses. “Dessa vez, nós simplesmente não nos importamos. Estamos babando com ele. Às vezes eu penso: ‘Ah, ele deveria ficar mais de bruços.” Mas, quando chegamos em casa, tudo o que queremos é pegá-lo no colo. Um dia ele vai andar de qualquer jeito.”

SEGREDINHO INCONFESSÁVEL

Curto ir a uma cafeteria sozinha. Gosto da caneca alta que eles usam para servir. Consigo beber todo o café enquanto ele ainda está quente. Meu nome imaginário lá é Kim e, na minha mente, Kim é solteira, *não tem* filhos e mora perto da praia.

Desde o nascimento da nossa filha, há dois anos, temos procurado nos lembrar de que a infância é uma viagem, e não uma corrida. Penduramos essa frase no quarto dela. Ainda assim, meu marido a estimula a escrever e a soletrar, e eu digo: "Vamos apreciar as pequenas coisas, vamos tentar não nos preocupar com o momento em que ela começará a andar, a falar e a se desenvolver."

– **CARRIE**, DOIS FILHOS, HOUSTON, TEXAS

Ver meu filho demonstrar solidariedade e um momento de ternura é algo mágico. Por exemplo, tivemos que sacrificar um dos nossos cães. O cachorro estava no meu colo, eu me descontrolei. Meu filho de três anos encostou meu rosto no dele, puxando-o com as mãos, e disse: "Está tudo bem, mãe, está tudo bem." Isso faz com que você se sinta gratificada por estar criando um ser humano cheio de bondade."

– **PIPER**, DOIS FILHOS, SAN DIEGO, CALIFÓRNIA

Minha mãe fica o tempo todo me lembrando de desacelerar e de dar valor ao momento porque ele passa muito rápido. Vivencie isso. Costumo desejar que meu filho cresça logo para que as coisas fiquem mais fáceis, mas ela me lembra de curtir essa época.

– **KAYLA**, UM FILHO, PORT ANGELES, WASHINGTON

7 maneiras
de aproveitar o aqui e agora

1. Viver o momento significa reajustar algumas das suas expectativas.

2. Não lute contra a etapa em que você se encontra. Caso se trate de uma fase difícil, saiba que passará rapidamente. Se estiver num período delicioso, valorize-o, pois também passará depressa.

3. Todo momento é valioso, não importa quanto pareça corriqueiro. Algumas mães têm seu tempo de meditação enquanto dobram a roupa lavada. Talvez haja uma tarefa que você não ame, como arrumar as camas ou levar as crianças para a escola, e que possa transformar em algo significativo.

4. Se você vir a realidade pelos olhos dos seus filhos, seu mundo mudará. As coisas simples que os inspiram, como pedrinhas, bolhas e pássaros, podem nos desacelerar e nos inspirar também.

5. Apenas seja. Neste exato instante. Nós nos concentramos tanto no fazer que nos esquecemos de reconhecer as bênçãos.

6. Lembre-se: o que parece tão importante agora, como sair correndo do parque para ir para casa e fazê-los dormir na hora certa, mais tarde parecerá algo inútil.

7. Os rituais simples e básicos é que ficarão gravados na memória dos seus filhos para sempre. Em vez das grandes e brilhantes festas de aniversário, o que eles levarão na lembrança serão os sanduíches de queijo quente que vocês dois tiverem compartilhado todo dia depois da escola.

CAPÍTULO 10

E agora, para onde vamos?

APÓS TERMOS ENTREVISTADO UM NÚMERO TÃO EXPRESSIVO DE mães, descobrimos que a única maneira que temos de progredir de modo real e duradouro em direção a amarmos a maternidade tanto quanto amamos nossos filhos é examinarmos as causas básicas dos nossos problemas. E isso requer um reajuste das nossas expectativas.

Dê então a si mesma a permissão de ligar para uma amiga e marcar um encontro para uma xícara de café ou uma taça de vinho. Vá à aula de ioga e fique lá até acabar, inclusive durante a deliciosa parte final em que deve simplesmente permanecer deitada no chão. Esses atos são importantes, e nós a aplaudimos por praticá-los. No entanto, se você quiser ter prazer de verdade fazendo isso – sem se sentir culpada, sem se recriminar, sem se preocupar por estar agindo errado –, primeiro pense sobre o que espera de si mesma como mãe. Mas não somente isso. Avalie também se essas expectativas fazem sentido e se a deixam feliz. Esse mero conjunto de exercícios – nomear, avaliar e reconfigurar suas expectativas – a ajudará a viver de um modo muito mais consciente e a realizar escolhas melhores para si própria e para sua família. Permitirá ainda que se livre do julgamento e da culpa com mais facilidade. Além disso, a ajudará a dizer *não*, a construir uma rede de apoio e a se comunicar melhor com seu marido. Mais importante: fará com que você inicie sua caminhada em direção a amar a maternidade.

E, se você pensar que é impossível fazer isso em benefício próprio, faça-o por nós e pelas outras mães que conhece. Afinal, se cada uma de nós abrir mão das expectativas insanas, criaremos coletivamente um ambiente em que todas nos sentiremos muito melhor.

Apenas imagine. Se reajustássemos nossas expectativas coletivas e nos sentíssemos:

- **Livres para fazer nossas próprias escolhas sem julgamentos?**
- **Livres da pressão e da ansiedade por tentarmos ser mães perfeitas?**
- **Livres para escrever nossas próprias definições do que significa ser uma "boa mãe"?**
- **Livres para redefinir o que é sucesso para nós?**
- **Livres da culpa indevida?**
- **Livres da falsa idéia de que, se fôssemos espertas o bastante, conseguiríamos dar conta de tudo?**

Se não for suficiente reajustar suas expectativas em seu próprio benefício e de outras mães, faça isso por seus filhos. Eles estão observando você. Vêem seu estresse, sua ansiedade, o modo como se exaure. Você está lhes ensinando que bastante bom não é suficiente e que só o absolutamente perfeito é aceitável. Por exemplo, talvez você esteja demonstrando que cuidar de si mesma não é uma prioridade, que é correto colocar suas paixões em segundo plano e que as escolhas de todos valem para você também. Essas não são as lições que queremos que nossos filhos aprendam. Será que não preferimos que eles tomem como modelo aquelas mães que correm atrás dos seus próprios sonhos, cuidam do corpo, alimentam seus relacionamentos, têm energia positiva e estão presentes para seus maridos e filhos? Vamos todas nos esforçar para sermos o tipo de pais que esperamos que nossos filhos sejam um dia.

CONHEÇA OUTROS TÍTULOS DA EDITORA SEXTANTE

Como fazer seu filho trocar o não pelo sim
Jerry L. Wyckoff e Barbara Unell

Como fazer seu filho trocar o não pelo sim é um livro para se ter sempre à mão, no dia-a-dia, e consultá-lo cada vez que um problema surgir. Reunindo mais de 40 exemplos de experiências cotidianas, Jerry L. Wyckoff e Barbara Unell mostram como sair de um confronto de forma positiva.

O grande mérito deste livro é apresentar um passo-a-passo dos conflitos para que pais e mães enxerguem a situação pelo olhar da criança e entendam o que estão fazendo errado. Além de indicar os comportamentos que os pais devem evitar, os autores também ensinam a obter a cooperação dos filhos fazendo com que eles se sintam compreendidos.

O que as crianças realmente querem que o dinheiro não compra
Betsy Taylor

Betsy Taylor apresenta uma série de depoimentos comoventes, poderosos e inspiradores de crianças com idades entre 5 e 17 anos sobre o que elas realmente desejam e do que verdadeiramente precisam.
As descobertas são surpreendentes: elas querem desacelerar suas vidas, ter amigos que gostem delas pelo que são e mais tempo para aproveitar a vida e brincar como antigamente – ou seja, divertir-se mais e possuir menos.

A arte de educar crianças
Ron Clark

Movido por uma verdadeira obstinação em fazer a diferença na vida de cada um de seus alunos, o professor Ron Clark elaborou uma lista com as quatro verdades universais sobre as crianças e criou 55 regras com orientações básicas sobre boas maneiras dentro e fora da sala de aula.

Por saberem exatamente o que se esperava deles, os alunos de Clark apresentaram uma extraordinária melhora em seu aprendizado, ganharam autoconfiança e respeito por si mesmos. Além de estudantes mais aplicados, tornaram-se pessoas bem-educadas, responsáveis por seus atos e preparadas para o convívio social.

10 princípios básicos para educar seus filhos
Laurence Steinberg

Neste livro, Laurence Steinberg relata, em linguagem simples e acessível, o que os especialistas aprenderam em décadas de pesquisas com centenas de milhares de famílias.

Segundo o autor, os bons pais são aqueles que transmitem aos filhos valores como honestidade, empatia, autoconfiança, bondade, cooperação, autocontrole e alegria; que sejam capazes de motivar o aprendizado e o desejo da criança de realizar seu potencial.

INFORMAÇÕES SOBRE OS PRÓXIMOS LANÇAMENTOS

Para receber informações sobre os lançamentos da EDITORA SEXTANTE, basta cadastrar-se diretamente no site www.sextante.com.br

Para saber mais sobre nossos títulos e autores, e enviar seus comentários sobre este livro, visite o nosso site www.sextante.com.br ou mande um e-mail para atendimento@esextante.com.br

Editora Sextante
Rua Voluntários da Pátria, 45 / 1.404 – Botafogo
Rio de Janeiro – RJ – 22270-000 – Brasil
Telefone (21) 2286-9944 - Fax (21) 2286-9244
E-mail: atendimento@esextante.com.br